21世紀の新型うつ病

「非定型」うつ病との向き合い方

監修
南青山アンティーク通りクリニック院長
福西 勇夫
著
南青山カウンセリングセンター長
福西 朱美

ぎょうせい

はじめに

昨今、わが国では、本当にうつ病なの？　と首をかしげたくなる、いわゆる「新型うつ病」が全国に蔓延しているようです。都心のクリニックにも新型うつ病と思われる患者さんが大勢やって来られているのが現状です。従来のうつ病とは、その臨床的特徴が大きく異なるために、ようやく市民権を獲得しつつある従来の昔ながらのうつ病に対する知識が役に立たないばかりか、かえってその知識が邪魔になることさえもあります。

とくに新型うつ病の周囲の人たち、たとえば、知人や友人、家族、そして会社の同僚や上司などは、どう対応していいのかわからなくなってしまうこともあります。本屋さんの書棚には一応それなりにうつ病の書籍が並んでいますが、それらの書籍が、従来の昔ながらのうつ病を書いた書籍なのか、それとも本書のように新型うつ病を書いた書籍なのかわからないこともあるかもしれません。そこで本書では、一般の方々、そのなかでも新型うつ病で苦しむ患者さんはもとより、患者様を囲む知人や友人、家族、そして会社の同僚や上司などの方々が参考になるように書かれた書籍であり、ぜひご一読していただくことができればうれしい限りです。

著者及び監修者はいずれも日々、新型うつ病で苦しむ方々の診療を行っていますが、その対応の方法等についてわかりやすく書かれた書籍が必要であるように感じてきました。幸いにも、ぎょうせいの梅田光恵さん（当時）と出会い、出版する機会に恵まれた次第です。

現在、本書の校正がほぼ終わり、本書の「はじめに」を米国マサチューセッツ州ボストン市のビーコンヒル近くのホテルで書いているところです。本書が出版される頃には、成田発のボストン直行便が就航する時期であり、今いるボストンが東京をより近く感じることができます。

平成24年1月17日

福西勇夫
福西朱美

はじめに

第1章　現代社会にはびこる新型うつ病

1　一体どこが病気なんだろうと不思議に思える「新型うつ病」……2
2　うつ病治療の場は精神病院からクリニックへ……3
3　うつ病の軽症化……4
4　産業医との契約を義務づけられる会社……5
5　会社のストレスをめぐる精神的葛藤……6
6　会社に行こうとすると苦しくなる……8

第2章　新型うつ病ってどういうものなの？

1　新型うつ病チェックリストを試す……12

2　新型うつ病の特徴をひとつひとつ検証してみよう……14
〈ケース1〉オーバーワークで心身疲労状態に陥り休職の診断書を求める女性社員　31
〈ケース2〉未熟な性格が大きく関与している新型うつ病の女性社員　34
〈ケース3〉部署異動に不適応を起こし、うつ症状が顕在化した中年男性　36
〈ケース4〉女性上司の嫌がらせを契機に新型うつ病を呈したお嬢様　39
〈ケース5〉人格障害の診断がつく新型うつ病　43
■コラム　軽症のうつ状態を新型うつ病と性急に判断しないようにする　15／新型うつ病の診断に役立つ逆転移感情　27

第3章　新型うつ病と間違いやすい心の病にはどういうものがあるのか？

1　従来の昔ながらのうつ病……48
2　パニック障害を始めとするさまざまな不安障害……48
3　人格障害……50
4　躁うつ病（双極性障害）……53
5　統合失調症……57

6　いわゆる自律神経失調症……58
7　詐病（仮病）……60
■コラム　精神疾患の診断基準はどうなっているの？　52／大うつ病性障害と気分変調性障害　55

第4章　新型うつ病は従来のうつ病とどこが違うのか？

1　昔ながらの従来のうつ病とは？……64
〈ケース6〉愛社精神の強い部長に生じた昔ながらの従来のうつ病　68
2　昔ながらの従来のうつ病と新型うつ病を比較検討する……71
■コラム　昔ながらの従来のうつ病の患者さんがなりやすい性格傾向とは？　66／犬が昔ながらの従来のうつ病であり、猫が新型うつ病に近い？　67／サザエさん症候群、大河ドラマ症候群　75／合理化、正当化　77／安易に診断書を求める新型うつ病患者さんへの対応も大変であるが、休養を取るべき状態にある、昔ながらの従来のうつ病の患者さんを休ませることも大変である　79／「これ以上どうやって頑張れと言うの？……もう無理……」　82／抗うつ薬を用いた薬物治療は鍵と鍵穴の関係？　84

第5章　新型うつ病と上手につき合う方法

1　会社の同僚、上司、家族、知人・友人の基本的な接し方……88
2　いっしょに生活をともにしている家族が勧めたほうがいいこと……108
3　会社の上司や同僚が心がけないといけないこと……113
4　会社の人たちや家族を困らせる言動を考える……119
■コラム　人の話を聞ける人は、過去に自分の話を十分に聞いてもらった経験のある人である　91／男性は理論、女性は感情　93／デパートは女性のためにある　94／メンタル系の客室乗務員がカウンセラー？　97／カウンセリングにもシンクロナイズは欠かせない？　103／適材適所　115／嫌な上司そっくりになるなんて……　116／会社や学校に行けなくても、好きなアーティストのコンサートならノープロブレム……　117／上司からすれば親切で注意したつもりでも、パワハラやセクハラと受け止められてしまう……　118／先に謝るのも重要　124／怒りを鎮める方法って？　125

第6章　新型うつ病に用いられる薬

1　抗うつ薬……130

2　抗不安薬……138
3　睡眠薬……141
4　抗精神病薬……147
5　気分安定薬……149
6　抗躁薬……150
7　抗てんかん薬……152
8　抗酒薬……154
■コラム　過眠症をナルコレプシーと間違えないように？　144／リタリン　145

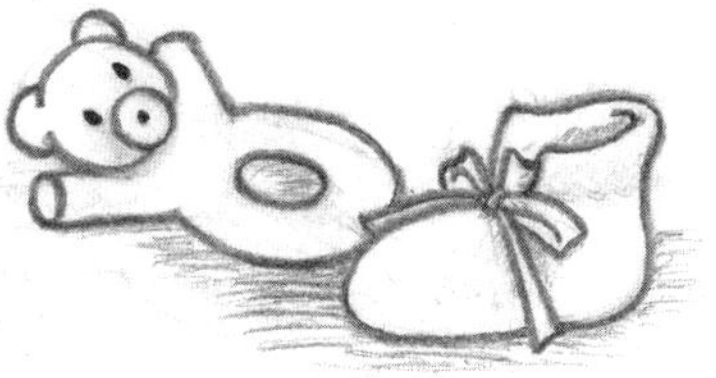

第1章

現代社会にはびこる
新型うつ病

1　一体どこが病気なんだろうと不思議に思える「新型うつ病」

周知のように、昨今のわが国における不況の波は決して小さいものではなく、リストラや会社の倒産、合併などにより職を失うことで精神的に追い詰められ、うつ状態に陥ってしまう方も増えているように思います。失職しないまでもボーナスカットや減給などにより同様の事態に追い込まれる方もいるかもしれません。また、パワハラやセクハラなどのように会社の中の対人ストレスによって会社へ行くのが嫌になり、その結果、うつ状態になり自宅に引きこもりがちになる方もいます。総じて、会社で働くサラリーマンにとって現代社会は、ストレスに満ち溢れたストレス社会であり、ストレスなしで就労することはきわめて困難であると言わざるを得ないように思われます。

その一方で、休日は元気ではつらつとしているが、週明けの月曜日の朝になると気分が悪くなり会社に行けなくなるという、「新型うつ病」と呼ばれる新種のうつ病が、世の中に蔓延しつつあるのも事実です。彼らはうつ病という心を病む病気を患っているにもかかわらず、周囲の人たちが見ても、「どこが病気なんだろうか……」と首をかしげたくなるような人たちです。会社の同僚や上司、友人や知人、いっしょに生活をしている家族でさえも、「彼ら彼女らの一体どこが心理的に問題なんだろうか？　本当にうつ病なの？」と不思議に思うこともあるのです。新型うつ病と言われる人たちは、都心の心療内科や精神科のクリニックに通院治療中の患者さん全体の20～50％もいるのではないかと推測されています。あくまでも推測の域を出ないのですが、今後ますます新型うつ病に陥る若者が増えるのではないかと考えられます。

2　うつ病治療の場は精神病院からクリニックへ

今から20年以上前の精神医療の世界では、うつ病と言えば、几帳面、生真面目で仕事熱心な人たちがなる心の病とされていました。その当時は、今の時代に比べ心療内科や精神科のクリニックは数えるほどしかなく、精神病院や大学附属病院、市民病院などの公的な総合病院での入院治療が主体でした。また、うつ病の患者さんには、心療内科や精神科の病院の敷居が高く、よほどの重症にまでならない限り、受診して治療を受けるということはなく、ただひたすらがまんしていたのでした。それゆえ、受診イコール入院という図式があったのです。

ところが、ここ10年から20年の間にうつ病の啓蒙や普及が急速に進み、その結果として、うつ病は誰でもなり得る心の病であるという認識が広まりました。次第に心療内科や精神科の敷居が低くなり、街中にも気軽に受診できる心療内科や精神科のクリニックが数多く誕生したのでした。

現代社会においては、会社に行って働きたいが、失職して行くべき会社がなくて困っている人もいれば、その一方で行くべき会社はあるにもかかわらず、会社に行けない状況に陥っている人もいるのです。前者は昔ながらの従来のうつ病の患者さんたちであり、後者は新型うつ病の患者さんたちです。

3　うつ病の軽症化

最近、うつ病の軽症化現象という事態がしきりに言われるようになっています。確かにそのような傾向はあるように思います。しかしながら、よおく観察してみると、もしかすると、うつ病が軽症化しているのではなく、心療内科や精神科への受診に関する敷居がずいぶん低くなり受診しやすくなったために、軽症の段階で心療内科や精神科のクリニックなどを受診する患者さんの実数が増えた可能性があるようにも思います。

私どものクリニックでも他のクリニックや総合病院のように初診時にアンケート用紙に受診動機やこれまでのいきさつなどを気軽に記載してもらっています。その記入欄を見ていると、インターネットのチェックリストでうつ病の疑いがあるから早い段階での受診を勧められたとか、友人に「うつかもしれないから一度心療内科を受診してみては？」とアドバイスを受けたなどと記載されていることもあり、比較的簡単に受診してみたという患者さんも徐々にですが増えているように思います。「最近、疲れているようだし、ストレスもあるし……心療内科を受診したらどう？」と言われ受診する方も少なからずいます。

いずれにしても、一昔前と違って、ぎりぎりまでがまんするということはめっきり減り、ちょっと調子が悪いとすぐに心療内科や精神科のクリニックなどを受診するというパターンは確立しつつあるように思います。例えるならば、20年以上も昔では、足の複雑骨折のために痛みで眠れないほどになって初めて病院を受診していたのが、今は足の軽い捻挫レベルでクリニックを受診するようになっていると言えましょう。

いかなる病気であっても早期発見、早期治療が治療上好ましいことは、医療従事者でないまったくの素人であっても認めるところです。うつ病が次第に軽症化していることは時代の流れのひとつのように思います。

4　産業医との契約を義務づけられる会社

従業員が50人以上いる会社は産業医と契約し、メンタルケアもチェックすることが義務づけられている時代です。10人未満のベンチャー企業ならいざ知らず、たいていの会社の人事課などではうつ病対策を一度は検討した経験があるでしょう。つまり、軽症の段階で心療内科や精神科を受診し、仕事に支障がないように配慮するのも、会社の仕事のひとつになりつつあります。しかも、最近ではうつ病のために休職する方が会社の中に30人から50人に１人はいる時代です。経費削減により会社の中の無駄を省き、経営学的にみて身軽な状態にするのも昨今の会社の在り方です。もし会社の中で十分な休息を取ることを余儀なくされるうつ病に陥る社員が急増でもしたら、会社にとってはとても大きな問題になることが予想されます。レギュラーに故障者が続出し、ベストメンバーを組むことができないスポーツチームのようなものです。残業を厭わないＩＴ系企業にでもなれば、うつ病で休職中の社員は日常茶飯事に存在し､その結果使い捨てのようなこともあると聞きます。数年で退社することもあり得る外資系企業では、なおさらその傾向が顕著かもしれません。

一昔前なら終身雇用制であり、愛社精神の旺盛な社員が少なからずいたわけですが、終身雇用制が完全に崩壊し、欧米のようにすべてが契約に基づく体制に移り変わりつつある昨今では、会社の一社員であっても自分の権利を強くしようとする人が増えています。自己主張しないと取り残されて誰も助けてくれない孤立した状態になりかねません。会社での内部告発も当然のような時代です。会社を辞めるまではおとなしくしていても、辞めた後には人が変わったかのように不平不満を訴える人もいます。うつ病になった場合、その原因が会社にあれば、労災申請などでもめることも起こり得る時代です。現代社会では、訴訟も躊躇しないで行われる時代であり、会社もうつ病で苦しむ社員を管理しないといけない状況になっています。

自分の身を自分で守らないといけない社員もそうですが､会社も会社の身を守らないといけないので、うつ病をめぐる葛藤は見た目以上に大きいことがあります。

5　会社のストレスをめぐる精神的葛藤

新型うつ病の患者さんの中にみられるいくつかのパターンがあります。詳細は後述しますが、最も多くみられるパターンのひとつが、会社の上司や同僚に人格を否定されるような発言をされて、それに傷つき、会社に行けなくなるというパターンです。たとえ、人格を否定するようなひどいことを言われなくても、「いじめに近いようなことを言われた……」「私をバカにしている……」「これまでの人生で、これほどまでにひどいことを言われたことなんかない……」などと、当人にしてみれば、パワハラのように感じることもあるのです。それが厳密に法律的にみてパワハラに該当するかどうかは別にしても、「私はひどいパワハラを受けた」「訴えてやりたい」などと声を荒げて、あるいは涙を流しながら、受診した精神科や心療内科のクリニックなどで必死に訴え、自己の立場を正当化、合理化しようとします。

会社都合によってこれまで経験のない部署に異動させられ、「今の部署では思うように仕事ができない。希望した部署ではなく、無理矢理に異動させられた……」という異動に関する不平や不満を訴える人も少なくありません。今の異動した部署では全然仕事ができないから、やる気は起きないし気分もゆううつになり、仕事に行くのがおっくうになるというパターンもあります。また、どこの会社にも少なからず１人か２人は、人に当たり散らす人がいるかと思います。運悪くそういう上司の八つ当たりの対象にされ、何かあると大声で怒鳴られ、次第にその上司が怖くなり、会社に行けなくなるというパターンもあります。男性の上司であれば、あたりかまわず怒鳴り散らすパターンが多いのですが、女性の場合は、ねちねちと嫌味を言ったりする人もいれば、ヒステリックな奇声を張り上げるなど、ストレスをそのままぶつけたりする感情の起伏の激しい人もおり、男性上司と同様にストレスのはけ口にされます。このようにさまざまな形のストレスが存在しますが、ここでは書ききれないストレスも多々あるように思います。

6　会社に行こうとすると苦しくなる

以上のように、会社で多大なストレスを受けても、何とかがまんして適応しようとしますが、人間誰でも限界というものがあります。精神的には限界点を超えていないと思っても、身体は正直です。朝、会社に行こうとすると、「身体が嫌だ、嫌だ……」と悲鳴を上げて、泣き叫ぶかのように、頭痛、めまい、嘔気、気持ち悪さなどのいわゆる自律神経症状が出てきて、会社に行こうとしても行けなくなることがあります。頑張って家を出たのはいいが、会社のある駅で降りて会社に向かっていく途中、同様の身体症状が出てきて、会社にたどり着くことができないこともあるかもしれません。場合によっては、朝覚醒しても、身体が鉛のように重たく感じ、起き上がることができないこともありえます。いずれにしても、早朝に身体症状、とりわけ晴天の霹靂のように自律神経症状が出てくるのも新型うつ病の特徴のひとつです。本人にしてみれば、身体の変調にびっくりして、「身体のどこかが悪いに違いない……早く診てもらわないといけない……」と考え、内科などの一般身体科を受診しますが、「どこも悪くないですよ。検査でもまったく異常ありませんし、ストレスのせいかもしれませんね。心療内科や精神科などの専門医に一度ご相談されてはいかがでしょうか」と指摘されることになります。そして、心療内科や精神科のクリニックなどの門をくぐることになるのです。

心療内科や精神科のクリニックや病院などで診察を受けると、予想した通り、「もし症状が強くて会社に行けないのであれば、しばらく休職してみては？」などと言われ、休職することを勧められることもあります。どちらにしても、症状の原因となっている刺激から回避する手段を選ぶことが必要になります。

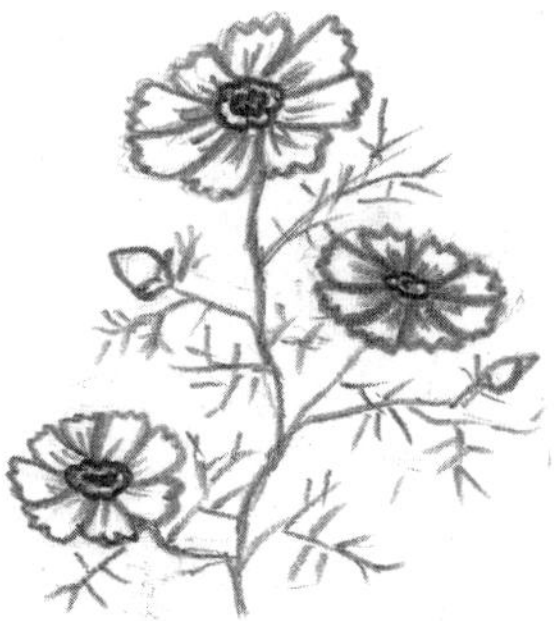

第2章

新型うつ病って
どういうものなの？

第1章において、現代社会で増加傾向を示す新型うつ病をめぐる現状について、アウトラインを簡単に述べました。第2章では、新型うつ病がどういうものかを、よりクリアにしていくつもりです。すでに述べましたように、新型うつ病と呼ばれるには理由があります。これまでの歴史上、うつ病と呼ばれてきた病態と明らかに異なっているがゆえに新型と呼ばれるわけです。では、どこが従来のうつ病と異なるのでしょうか？

1　新型うつ病チェックリストを試す

まず最初に、新型うつ病の特徴を項目別に列挙してみました。

総計20項目あります。意欲や行動に関するものは5項目、感情に関するものは4項目、対人関係に関するものは5項目、身体症状に関するものは3項目、治療に関するものは3項目です。もし、これらの20項目中、半数以上の10項目以上が該当する場合は、かなり高い確率で新型うつ病の可能性があるように思います。10項目50％以上該当しない場合でも、たとえば、6項目30％以上該当するのであれば、新型うつ病の予備軍、あるいはその可能性が疑われると言っても差し支えないように思います。

読者の皆さんの周りに新型うつ病の疑いがあると思われる方がいるときは、その人を行動などをイメージしてチェックしてみてください。あるいは、読者ご自身のチェックをしてみていただいても結構です。気軽に試してみてください。

◇新型うつ病チェックリスト◇

■意欲や行動〈５項目〉
□自分のやりたいことは難なくできるが、嫌なことはできない
□会社のある日は調子悪くても、休日には元気になる
□自分が「うつ」であることを主張する（隠さない)、あるいは「うつ」であるかもしれないとほのめかす
□自ら「うつ」であることの診断書の発行を求める、あるいは「うつ」であることを理由に会社を休もうとする
□気分が乗らないときは憂うつになり何もする気がしなくなる

■感情〈４項目〉
□理由なく突然に涙が溢れ出る
□他人の些細な一言で傷つくことがある
□否定された発言に弱くてもろい
□気分のアップダウンがとても激しく、感情のコントロールが効かない

■対人関係〈５項目〉
□自分が悪いとわかっていても、責任転嫁したり人を攻撃したりする
□人のあら探しなど、批判的なコメントが多い
□被害的な考えや発想が多い
□自己犠牲的な行動は少なく、自己中心的である
□他人にどう見られているかを気にする

■身体症状〈３項目〉
□早朝、身体の中に鉛が入っているかのように身体が重く、身体が動かない
□過眠や過食がみられたりする
□会社（学校など）へ行こうとすると頭痛、めまい、嘔気などのストレスによる自律神経症状が生じる（本人は身体のどこかが悪いのではないかと考え、内科等を受診することが少なくない)

■治療〈３項目〉
□励ましは禁忌ではなく、背中を押すような多少の励ましは必要である
□抗うつ薬などの薬物治療が効果的でないことも少なくない（もし、治療を受けていない場合は削除)
□カウンセラーなどの誰かに相談するとすれば、相談相手として生真面目すぎるカウンセラーは合わない

新型うつ病チェックリストはいかがでしたか？　該当する項目はいくつあったでしょうか？　まったく該当する項目はなかったと安心された方もいたでしょうし、その一方で新型うつ病で間違いないと確信された方もいたかもしれません。

ただし、これはあくまでもチェックリストにしか過ぎません。もしその疑いがあり、気になる方は、最寄りの心療内科や精神科のクリニックなどを受診されてみてもいいかもしれません。それでも信用できない場合は、セカンド・オピニオンとして、別の心療内科を受診して担当医の意見を尋ねるのもひとつの方法です。

2　新型うつ病の特徴をひとつひとつ検証してみよう

(1)　自分のやりたいことは難なくできるが、嫌なことはできない

やりたいことはできるが、やりたくないことはできないという行動面の特徴は、新型うつ病の最たる特徴のひとつであり、新型うつ病がわがまま病、気まぐれ病と呼ばれる所以です。周囲の人たちからすれば、「一体どこが病気なの？　本当に病気なの？　もしかして嘘をついているんじゃないの……」と不思議に思われたり、嘘かもしれないと疑われたりする原因になります。嫌なことは誰だって嫌なはずだから、こんなのは詐病だと言いたくなる人もいるかもしれません。

診察の現場では、20代、30代の若者、とくに若い女性は、涙ながらに「こんなパワハラのようなこと

をする上司のもとでは仕事をやりたくない。近くにいると思うだけで気持ち悪くなる」などとあからさまに上司の批判を訴えたり、「この仕事だけはやりたくない」と自分の感情をありのまま訴えることもまれではありません。「嫌な仕事を上司にやれと強要された……これはパワハラでしょ……訴えたいくらいですよ……親も同じようなことを言っているんです……」と平然と上司や会社に対する不平や不満を口にする人もいるくらいです。最近の若者の中には、人事異動で自分の希望していない部署に配転を命じられたとき、新型うつ病ではないかと思われる訴えをもって心療内科や精神科にやってくる方もいます。

重要な点は、この訴えに終始するのか、それとも他にもいくつかの症状を併せ持っているのかがポイントになります。精神医学的に治療を必要とする人たちは、当然のことながら、うつ状態を示唆する明らかな症状を他に多数併せ持っています。ところが、この点しか訴えとして存在しない場合は、新型うつ病ではなく、ただ単なるわがままと言って差し支えないのではないでしょうか？

軽症のうつ状態を新型うつ病と性急に判断しないようにする

うつ病の初期の段階は、うつ症状が比較的軽いがゆえに、好きなことはまだ可能な範囲内であり、何とか行えることがあります。しかしながら、治療を受けずに放置しておくと、しばしば重症化します。一般に重症化すればするほど、いくら好きなことであってもできなくなります。このようにうつ状態の中でも軽症のレベルでは、嫌なことができないくらいですんでいたのが、重症化するにつれて、好きなことであってもできなくなるという具合にうつ症状に広がりが出てきます。つまり、前の章で述べたように、心療内科や精神科の敷居が低くなり、軽症のうつ状態でクリニックや病院を受診する傾向が強くなっているのですが、そうなると一見、新型うつ病のように見えても、それは新型うつ病ではなく、ただ単に軽症レベルのうつ状態であり、好きなことはまだできるレベルに留まっているに過ぎない可能性もあるわけです。それゆえに、性急に新型うつ病の診断を下すことが危険なこともあります。しかしながら、じっくりと経過観察していけば、新型うつ病であるかどうかは次第に見えてくるように思います。

⑵　会社のある日は調子悪くても、休日には元気になる

この項目は、前項目と同様に解釈できるように思います。この項目も、新型うつ病に典型的な特徴のひとつです。

会社がない休日は、ストレスの多い会社のことを考えなくてもいいからうつ症状はそう強く出ていません。ところが、明日が出勤という日曜日の夕方頃になると翌日の仕事のことが気になり始め、「明日は会社に行きたくないなあ……でも行かないといけない……気分が乗らないし、明日会社に行けるのかなあ……」などと精神的な葛藤がみられ始め、徐々に憂うつになっていきます。そして、翌日の月曜日

の朝には、気分の悪さや頭痛、めまい、動悸、呼吸困難感などの自律神経症状や憂うつ感、意欲の低下などが生じやすい状況になります。

うつ症状が軽度のうちはこのレベルで済みますが、重症化すれば、休日であっても一日中仕事のことが頭から離れなくなり、家でゆっくりと休息しているはずの休日が全然休んだ気がしないという状況を作ってしまうのです。

(3) 自分が「うつ」であることを主張する（隠さない）、あるいは「うつ」であるかもしれないとほのめかす

新型うつ病の特徴のひとつに、自分がうつ病であることに対して、マイナスイメージをさほど持っていないという点があります。一般に、どういう病気であっても病気であることはうれしくない事実です。ところが、新型うつ病の場合、うつ病であるという点を上手く利用してアピールすることがあります。「うつ病であるから○○ができない。しなくてもいい……」という具合にうつ病という病気に責任転嫁することもあります。そこまでいかないにしても、うつ病になったことを堂々と口にできるという特徴があげられます。

一昔前では考えられなかったことです。例えば、米国ではうつ病は敗者であり、競争社会の脱落者のようにみられることもあり、うつ病であることを隠そうとすることはないにしても、自分で誇張するようなことはしません。

(4) 自ら「うつ」であることの診断書の発行を求める、あるいは「うつ」であることを理由に会社を休もうとする

前項目と同様の解釈になります。新型うつ病では、うつ病である診断書を求めることが少なくありません。刺激から離れるために休職したり、嫌な職場から離職したりする一手段として、診断書を求めることがあります。

会社を辞めたいが会社が納得してくれないので、心の病のために就労不能である旨を伝え退社したいと訴える患者さんもいれば、異動した部署ではストレスが強く、元の部署に戻りたいがために診断書の発行を求める患者さんもいます。またいじめを受け会社に行けなくなっていることを証明してもらうために診断書の発行を求めたり、パワハラの上司から逃れたいために診断書を要望したり、実にさまざまな理由で診断書の記載を求めてやってきます。

夫から虐待を受けてそこから逃げ出すためのこともあります。いずれにしても、藁にもすがる思いでやってくることが少なくありません。しかしながら、直ちに診断書を発行できるわけではありません。事実関係が明確に証明できない場合、むやみに診断書を書くことはもちろんできません。数回は受診していただき、うつ症状が明確に存在することがわかってから診断書を書くこともあれば、臨床心理士のカウンセリングをじっくりと行い、状況がはっきりとしてから書くこともしばしばです。

(5)　気分が乗らないときは憂うつになり何もする気がしなくなる

新型うつ病の特徴のひとつとして、情緒面にむらが激しいという点があります。気分の変調が激しく、気分がとてもよくて快晴のこともあれば、気分が全然乗らない精神状態であり何もやる気がしない、おっくうで仕方ないという今にも大雨が降りそうな天気のこともあります。人間である以上、日によって気分の変化は誰でもあるのですが、その変化の波がジェットコースターのように激しく大きいということです。

心の中の変化だけで収まれば害は少ないのですが、周囲の人を巻き込み、不快にさせるなど迷惑をかけてしまうこともあります。

(6)　理由なく突然に涙が溢れ出る

女性の新型うつ病患者さんに多い訴えのひとつです。たとえば、街を歩いているとき、理由もなく涙が溢れ出て困ったとか、仕事をしている最中に、突然に涙が出てきて止まらなくなったなどの訴えがみられることがあります。

コップから水がこぼれているような状態をイメージしてください。水が溢れ出ていないときはいいのですが、水がこぼれ始めるとこぼれた水を拭く必要性が出てきます。ストレスも同様です。ストレス負荷が大きくても、コップから水がこぼれていない間は、多少の自覚症状があったとしても、何事もなかったかのように平然としていられるかもしれません。ところが、水がこぼれ始めるとその異変にきづくのです。本人でさえも十分に自覚できていないことが多く、水がこぼれてもすぐにはその原因に気づかないこともあります。涙がいつ溢れ出てもおかしくない状態であるにもかかわらず、危機的な状況に気づいていていないのです。それゆえに理由もなく涙が溢れ出てくるという訴えになるのかもしれません。

(7) 他人の些細な一言で傷つくことがある

新型うつ病患者さんの性格特性として、繊細、神経質で傷つきやすい傾向があるように思われます。性差で言えば、女性の新型うつ病患者さんにしばしばみられる特徴のひとつです。

とりわけ、周囲の人たちの些細な一言であっても、容易に傷つくことが少なくありません。それゆえ、会社で上司が不用意に発した発言に傷つき、そのことでずっと悩んでいたということもあります。上司は「自分が一体何をしたんだろうか?」と不思議に思うのですが、上司にしてみれば「私にはその原因がまったくわからない」こともあるのです。

(8) 否定された発言に弱くてもろい

些細な一言に傷つきやすいことは新型うつ病の特徴であることは先ほど述べましたが、その中でも特に、人格を否定するような発言に非常に弱くてもろいという典型的な特徴があります。これは新型うつ病に限定されたことではなく、現代の若者は概して否定されることに耐性が十分にできていない傾向があるように思います。

たとえば、「そんなこともできないなんて。馬鹿じゃない？」「死んだほうがいい」「誰もお前なんて必要としていない」などの辛辣な言葉を会社の上司にあびせられると、もろくも崩れてしまうことが少なくありません。女性の新型うつ病患者さんのほうが男性のそれよりも崩れやすいのですが、男性でも簡単に崩れてしまう人が増えているように思います。見方を変えれば、打たれ弱いのでしょう。体育会系の会社では、そうでない会社よりもそのような言葉を投げかけられる確率は高く、また、たたき上げできた人が上司になった場合にも同様の事態が起こりやすいように思います。

⑼　気分のアップダウンがとても激しく、感情のコントロールが効かない

気分が乗らないときなどに憂うつになり何もする気がしなくなるということが新型うつ病の特徴のひとつであることは先に述べました。その際に新型うつ病の気分はジェットコースターのようであることも付記しました。この項目もその項目と密接な関係があり、新型うつ病では総じて気分のアップダウンが非常に強くて激しく、感情のコントロールができなくなることがしばしばあります。

あまりにもアップダウンが激しく、周囲の人たちは「この人はもしかしたら、二重人格ではないの？」と首をかしげたくなるほどのレベルのこともあります。心療内科や精神科のクリニックには、感情のコントロールが効かないという訴えでやってくることが少なくありません。直接的な訴えとしては、イライラして八つ当たりしてしまうなどが多くみられます。

感情の起伏の激しさの最たる原因は不安と精神的な葛藤です。これらの不安などが刺激されるような

事態があれば、イライラ感が強く表現されるなど、感情のコントロールは不能状態に陥ります。幸いなことにイライラや焦燥感を止めたり、抑えたりすることは抗不安薬、抗うつ薬などを始めとした薬物治療で速やかに行うことができますので、その際には心療内科や精神科のクリニックを受診するか、今通院中の主治医にご相談していただければいいかと思います。

⑽ 自分が悪いとわかっていても、責任転嫁したり人を攻撃したりする

前の項目で述べたように、周囲の人たちに攻撃的な言動や態度を示すのも新型うつ病の特徴のひとつです。一般的に従来のうつ病では自責的になり、自分のほうにベクトルが向くのですが、新型うつ病では自分ではなく、周囲の人たちである外へベクトルが向きます。それゆえに周りの人たちは、その攻撃性に手を焼かされることも決して少なくありません。

少なくとも言えることは、人に対して責任転嫁し攻撃性を向けるエネルギーが残っているわけですから軽症であり、現時点では重症化していないことは確かです。

⑾ 人のあら探しなど、批判的なコメントが多い

不安や精神的葛藤はかなり強いために、その心理的防衛の結果として、他人のあら探しや人への攻撃性の表現である批判的なコメントを述べることが多くみられます。そのために周囲の人たちとの間に心理的な摩擦が生じることもしばしばです。その根源は、解決されていない内的な葛藤のことが少なくあ

りません。

⑿　被害的な考えや発想が多い

先に些細な一言でも傷つきやすいことは述べましたが、それと同時に、心の中では対人関係上被害的な考えに発展しやすい傾向があります。被害的な考えが頭の中を駆け巡り、明らかに病的であると思われるレベルの妄想にまで発展することはきわめて少ないとしても、被害的な訴えがみられることがあったり、対人関係上被害的な発想を持ちやすくなったりします。

⒀　自己犠牲的な行動は少なく、自己中心的である

概して自己中心的な性格であることが多く、自己犠牲的な精神を持ち合わせていることは少ないように思います。自己中心的であるという点に関しては、先に述べた、対人関係上、責任転嫁したり、攻撃的な態度を示したり、人のあら探しや批判的なコメントが多い点にも表れているように思います。

しかしながら、現代社会では終身雇用制は完全に崩壊し、不況の昨今では、会社に身を守ってもらうことはできないために自分の手で自分自身を守ることが不可欠です。そういう時代に育ってきた若者は不安や葛藤がどうしても高くなる傾向があり、周囲の人たちのことを考える精神的余裕がなく、どうしても自己愛的にならざるを得ない状況に置かれています。そのために殺伐とした現代社会はますます殺伐とした状況を作り出しているように思います。

⒁ 他人にどう見られているかを気にする

うつ病全般の特徴のひとつであり、日本人の基本的な気質のひとつです。日本人の多くは、自己評価よりも他人からの評価によって自己のアイデンティティを確立する傾向があります。この傾向は欧米人と真逆の傾向であり、日本人全体のメンタリティの弱さ、もろさに通じているように思います。

新型うつ病の患者さんの場合、この傾向はかなり顕著であり、人からの評価によって一喜一憂します。

⒂ 早朝、身体の中に鉛が入っているかのように身体が重く、身体が動かない

早朝、覚醒時から思うように身体が動かず、鉛のような重さを感じます。鉛管様の全身倦怠感に関する訴えは少なくありません。この訴えが乏しい患者さんは、後述する自律神経症状がみられる傾向があります。

⒃ 過眠や過食がみられたりする

一昔前までは、うつ病と言えば、不眠と食欲低下が定番でしたが、新型うつ病では不眠と食欲低下が定番であるとは限りません。ストレスが蓄積すると、ストレス処理のひとつの方法として身近にある食べ物（たとえば、冷蔵庫に入れてあるもの）を一気に食べてしまう過食で憂さをはらすことがあります。よくあるもうひとつのパターンは、仕事帰りにコンビニに立ち寄り、お弁当や菓子パン、スナック菓子、チョコレートなどの食べ物を大量に買い込み、それを持ち帰って一気に食べて、その後にトイレで吐く

という過食嘔吐の流れです。

過眠に関しては、睡眠の中に逃げ込む若者が増えています。ある事柄に悩んで精神的に苦しくて眠れないというよりも、寝ていると苦しい現実から逃避できるので、嫌なことがあったりすると自室のベッドの中に潜り込み、ふとんから出てこなくなることがあります。

このように過食、過眠は新型うつ病の特徴のひとつです。職場のミーティングや会議中などの時間帯においても傾眠傾向が頻繁に出現するケースも少なくありません。上司に注意され、心療内科の受診を勧められたのがきっかけで新型うつ病の存在がわかることもあります。

⒄　会社（学校など）へ行こうとすると頭痛、めまい、嘔気などのストレスによる自律神経症状が生じる

会社へ行こうとしたときに、会社へ行きたくないという無意識レベルの願望があるようなときは、その嫌なマイナス感情が自律神経系を介して、自律神経が支配する臓器などに影響を及ぼし、二次的に頭痛、めまい、吐き気、動悸、呼吸困難感、胃痛、便秘・下痢、微熱などの自律神経症状が出現することがあります。本人は身体のどこかが悪いのではないかと考え、内科等を受診することが少なくありません。幸いなことに内科的な検査などの検索で異常がみつからないために、ストレスによるものではないかと指摘されたり、心療内科の受診を勧められたりすることがあります。そういう流れに乗って心療内科のクリニックを受診し、自律神経症状を抑える薬物を用いた薬物治療が始まります。

⒅　励ましは禁忌ではなく、背中を押すような多少の励ましは必要である

従来のうつ病では、頑張るだけのエネルギーが全然残っていないので、たとえ「頑張って……」と言われてもその期待に十分に応えるほどに頑張ることができません。それゆえに「頑張って」と言われると「私はもうこれ以上頑張れないのに……そんなこと言わないで……私のことを本当にわかってくれているのかしら……全然わかってくれていない……」ということになります。

これに対して、新型うつ病では、頑張るだけのエネルギーがまだ残っているので、多少の励ましに応えることはできるのです。軽く背中を押すレベルで励ますこともいい効果を発揮する可能性があります。ただし、極端に直接的な形で励ますのではなく、間接的に「もうそろそろこれぐらいなら……」という感じのソフトなタッチで勧めるのがいいかもしれません。

⒆　抗うつ薬などの薬物治療が効果的でないことも少なくない

心療内科や精神科を受診しているという仮定での話ですが、一般的にうつ病の典型的なケースの場合、抗うつ薬が効果を示す確率は全体の60％から70％です。どういううつ病であれば、抗うつ薬が効くかと言えば、たとえば、オーバーワークで働きすぎでうつ病になったときは十分な休養とセロトニンを賦活する抗うつ薬の投与で、時間がかかったとしても元に戻ります。ところが、うつ状態に陥る心理的な原因や環境的な要因が明確に存在し、それらを取り除くことができない場合、抗うつ薬を使っても、その場をかろうじてしのぐことしかできないこともあります。いわゆる対症療法に終始してしまいます。そ

れでも薬物治療を行うのと行わないのでは全然その効果に違いがあります。それゆえ、新型うつ病であろうがなかろうが、専門医に細かく診察をしてもらって必要に応じて薬物治療を受けることも考慮することが必要のように思われます。もし抗うつ薬などの副作用が気になったり、薬物に対する依存性が生じて薬を止められないのではという不安を強く持っておられる方は、担当医や主治医によく相談して適切な処置を求めることをお勧めします。その際に適切な回答がないようでしたら、他のクリニックや病院の医師にセカンド・オピニオンを受けることも考えたほうがいいように思います。

これに対して、新型うつ病では、元々の症状そのものが軽症であり、ひどく深刻なうつ状態ではありません。少量の抗うつ薬や抗不安薬で劇的に効果を示すことも確かにありますが、薬物治療よりも心理カウンセリングがより適切であることが多いように思います。あるいは薬物治療とカウンセリングのコンビネーションでもって治療するのが効果的であることをしばしば経験します。

新型うつ病の診断に役立つ逆転移感情

カウンセリングでは人対人の心理的交流が生じます。人間である以上、たとえばある人と話をしていて、「この人はとてもいい人だ……友達になりたいなあ……」とポジティブに相手を捉えることも、「この人は人の悪口ばかりを言っている……おつきあいはしたくない……」とネガティブに相手を捉えることもあるでしょう。カウンセリングを実施していて、カウンセリングを受けるクライアントである患者さんが、「この先生はとてもやさしくて私のことをすごくわかってくれる。すごくうれしい」と思ったとしましょう。これをポジティブな陽性の転移感情と呼びます。正反対に「この先生、ちっとも私のことを理解してくれない……私の上司とそう大差ないじゃない……こんなカウンセリングでお金を払うなんてばかばかしい……ただでも受けたくない」と思った場合、ネガティブな陰性の転移感情と呼びます。それとは逆に治療者であるカウンセラーがあるクライアントに対して「とてもいい方……なんとかしてあげたい」と思うのを陽性の逆転移感情と呼び、「こういうクライアントはすごく嫌いだけど、仕方ないなあ……」と思うのが陰性の逆転移感情になります。つまり、クライアントがカウンセラーにもつ感情を転移、カウンセラーがクライアントにもつ感情が逆転移感情になるわけです。転移感情、逆転移感情のいずれにおいても、ポジティブな陽性のものとネガティブな陰性のものに分けることができます。

精神医療を始めとする医療の現場でも、転移感情や逆転移感情は、2人以上の人間の心理的な交流があれば必ず生じます。厳密な意味で言えば、転移感情や逆転移感情という言葉は精神分析的精神療法を行った際に生じる治療者と被治療者の間の心理的な流れを言及する専門用語ですが、広い意味で解釈するならば、これらの感情の心理的な交流は至るところで生じていることになります。

新型うつ病に関して言えば、治療者サイドが陰性の逆転移感情を抱きやすい患者群が新型うつ病であることが多いように思います。わかりやすく言えば、自己愛的で自分本位な人に対して抱きやすい感情はマイナス的なものが多く、ネガティブな陰性の逆転移感情をもつ傾向にあります。

これに対して、昔ながらの従来のうつ病では、治療者サイドに「この患者さんを何とかしてあげたい」というポジティブな陽性の逆転移感情が生じやすいという特徴があります。

つまり、治療者サイドとしては、自分たちの心の中において、患者さんから陽性の逆転移感情を引き起こされるような場合、その患者さんは新型うつ病というよりも昔ながらの従来のうつ病の患者さんである可能性が高いということになります。ところが、陰性の逆転移感情が湧いてくるような場合は昔ながらの従来のうつ病というよりも、診断学的には新型うつ病の患者さんである可能性が高いと推測できます。これはきわめて逆説的な見方ですが、とてもシンプルな見方であり、知っておいて損はしないように思われます。

⒇　カウンセラーなどの誰かに相談するとすれば、相談相手として生真面目すぎるカウンセラーは合わない

先ほど心理カウンセリングが効果的であると述べましたが、カウンセリングは人対人の治療なので、合うカウンセラーと合わないカウンセラーが出てきます。どうしても性格的に合わないカウンセラーがいるでしょうし、生理的に見ても全然合わないカウンセラーもいるかもしれません。

新型うつ病の特徴を述べてきましたが、簡単に要約すると、新型うつ病は、①心の中で処理しきれない不安や精神的葛藤を外へ向けて発散する、②周囲からの目を非常に気にしており、その感受性はかなり強く、精神的にとても傷つきやすい傾向がある、その反面③自己主張がそれなりにみられ、自己中心的な側面が強い、という三つの要素を備えています。

あまりにも生真面目すぎるカウンセラーの場合、新型うつ病の患者さんに対して、治療者サイドの陰性の逆転移感情が生じやすいと言えます。わかりやすく言えば、生真面目さにやや欠ける嫌いのある新型うつ病の患者さんの訴えに対して、無意識に反感を抱いてしまい、良好な関係を構築し難い可能性があるということになります。たとえ、カウンセラーが無理をして新型うつ病の訴えを肯定的に捉え、適切に対処したとしても、陰性感情がほころびとして出てくる可能性があり、新型うつ病の患者さんはこの陰性感情をキャッチしてしまうかもしれません。これに対して、わがままやきまぐれの訴えを上手く受け止めることのできるタイプのカウンセラーは、新型うつ病に対しても自然な形で対応ができるように思います。

以上のように、新型うつ病患者の特徴として20項目を挙げてひとつひとつ解説しました。読者の皆さんは新型うつ病がどういうものかを、少しはご理解していただけたかと思います。それでは次に新型うつ病の実際のケースを提示します。

ケース1　オーバーワークで心身疲労状態に陥り休職の診断書を求める女性社員

30歳女性。夫と2人暮らし。共働きで子どもを作る予定は現時点ではない。性格特性は自己愛的であり、子どもを出産し子育てするよりも自分自身の人生を楽しみたいという気持ちが強いそうである。仕事はバリバリのキャリア・ウーマンであり、仕事が楽しくて仕方ないという。ところが、最近は終電にも乗り遅れるほどの深夜残業が続いているにもかかわらず、会社の自分に対する評価が、自分が考えるほど高くないので、会社に対して次第に不信感を持ち始めている。しかも、あまりのオーバーワークで心身いずれも疲弊しきった状態であり、会社を休んでのんびりしたいという。会社に有給休暇の消化を申し出たが却下され、会社への忠誠心は薄らいだ。

ちょうどその頃、同じ部署にいる若い女性がうつ病のために長期の休職に入った。誰が見ても自分より明らかに能力は劣り、しかも部署の中では大した戦力にはなっていない。それにもかかわらず、その女性以上に仕事量が多く、心身ともに疲弊し切っている自分が休むことができない状況に対して、とても強い怒りの感情が湧いたという。さらに悪いことには、その女性が休む間、彼女が休みを取るどころか、それとは正反対に彼女の仕事量が極端に増えるという話を聞かされ、彼女の怒りは頂点に達した。それと同時に彼女は、「このままこの会社にいたら自分がつぶれてしまう……いっそのこと転職も考えないといけない……」と考え始めたという。将来への不安にとどまらず、さまざまな不安や葛藤が彼女の心の中を錯綜していた。

彼女は今の状況を親友に相談したところ、「現在の症状を治すことも必要だし、そこの先生に相談して診断書を書いてもらい、あなたも休職したらどう？　あなた一人が会社の犠牲になるなんておかしいでしょ。あなたより症状が軽くて、あなたほどの能力がない人だけ休むなんてどう考えてみても変でしょう」という意見をもらって、彼女は決心をして心療内科に受診の運びになった。

精神医学的な診察の結果、会社に行こうとすると、頭痛やめまいなどが生じるなどの自律神経症状は存在し、しかも感情のコントロールができないほどのイライラ感をおぼえるという。職場の同僚に八つ当たりすることもあり、会社での自分の立場や評判はあまりよくない状態にある。このように徐々に八方塞がりの状況がひどくなっており、精神的には限界に近づいている。彼女の性格は自己愛性格傾向が強く、その一方でうつ関連症状もみられており、新型うつ病に該当すると判断し得た。

彼女は物事をはっきりと言う性格であり、「今は仕事をしたくないし、とても働くだけの意欲はない」と休職モードに入っており、職場に対する怒りが強く「休みを取って海外でゆっくりしたい」とわがままを言い出す始末であった。しかしながら、海外でのんびりするための診断書を即座に発行はできないことを説明し、「臨床心理士のカウンセリングを受けてもらってから、今後どうするかを検討することにしましょう」という話で納得してもらった。

カウンセリングの結果、彼女の会社への怒りや憤りが頂点に達しており、それとは別にうつ症状はかなり強くみられているという精神科医の診察と同じ結論を得たため、会社には十分な休息を取ることが必要であるという診断書を発行することになった。

その後、彼女は十分な休息に加え、薬物治療とカウンセリングを並行して行い、約3か月後には復職するに至った。会社は彼女のこれまでの貢献を十分に評価したため、彼女も会社の慰留に納得し、退社せずに今も働いている。

■解説

新型うつ病のひとつであり、このようなケースは後を絶たないくらい増加傾向を示している。元々の性格が自己愛性格傾向が強く、会社でのさまざまなトラブルを契機として、うつ関連症状を呈し、会社に行けなくなったり、会社に行っているが限界に近い状況に陥ったりする。本ケースの場合、新型うつ病であり精神医学的な治療が必要であると認められた。最も重要なポイントは会社との折衝であり、精神医学的な治療よりも会社といかに折り合いをつけて気持ち良く仕事を続ける体制を整えるかであるように思われた。幸いにも彼女は物事をはっきりという性格であり、その点に関しては意思の疎通は支障なかった。このようなケースが増加している昨今では、会社とうつ病患者さんの間を取り持つ産業医の重要性が増しているように思われた。最近では、精神科医のようにうつ病に関する専門医ではないが、内科を専門とする医師が、それこそ坂本竜馬のように調整役としての役割を担っている会社も少なくない。産業医としては、このように大きなトラブルに発展しかねないケースに対して、適切かつ穏便に何事もなかったかのように対処し処理する必要性がある。

ケース2　未熟な性格が大きく関与している新型うつ病の女性社員

32歳女性。独身で両親と3人暮らし。両親の過保護のもとにとても大切に育てられてきた。大学を卒業し、現在の大手企業に就職。仕事はかなりつきいが、何とか耐えて就労を続けてきた。30歳を迎える頃になり、親しい友人が次々と結婚し始めた。恋人もいない現状では結婚は難しく、一生結婚さえもできずにこのまま一人で生きていかないといけなくなるのではないかという予期不安がちらつき始め、彼女は次第に焦り始めた。いつも両親がお膳立てをしてくれていたため、自分で積極的に何かをすることはこれまでほとんどなかった。職場でもどちらかと言えば、指示待ちのタイプであった。何をしていいのかわからず、ネットで結婚相談所を探して勇気を出して行ってみた。ところが、呼吸ができないぐらいがちがちに緊張してしまい、逃げ出して帰ってくる始末であった。不安、緊張、そして恐怖心が襲ってきて、通勤電車の中で過呼吸を引き起こすことも少なくなかった。上司に少しきつく言われるだけで不安が増大し、いたたまれなくなることもあった。気分は憂うつで何もやる気が起きないという。母親からすれば、会社のある日にその傾向が強いので、ストレスの多い会社は辞めたほうがいいのではないかと思っている。

母親がネットで心療内科を探し、母親と一緒にそのクリニックを受診した。うつ症状は明らかに存在し、死にたいくらい辛い、今のままでは人生何の楽しみもないし、生きていても仕方ないので、いっそのこと死んでしまいたいと泣き出してしまった。本人は親離れが、母親は子離れができていない様子であり、母子関係が共依存関係のようであった。父親はきわめて多忙で、幼少期から母子家庭のような状態がずっと続いている。

カウンセリングでは、未熟な性格が露呈された。些細なストレスであってもその耐性は低く、しかもストレス処理能力も低い。職場ではなんとか周囲の人たちの気遣いもあってかろうじて適応しているが、部署が変わるようなことがあれば適応できなくなる可能性が示唆された。家では勝手気ままに過ごし、母親は彼女の召使いのようであった。わがままが実家では通るので、精神年齢は中学高校生レベルで止まっているかのようであった。休日は比較的情緒面は安定しているが、仕事のある日に帰宅した後は荒れてしまって、「死にたい」を連呼して母親を困らせることもある。情緒面はアップダウンがかなり激しく、とりわけ家族はそれに振り回されている現状がここ数年続いている。

自己中心的な言動は実家内で留めているが、職場ではそれが出せないのでとても苦しいという。職場では、いい子を演じており、いわゆる「ぶりっ子」の状態にある。周囲の言動にはとても過敏であり、些細な一言に傷つくことも少なくないそうである。その反動が帰宅後に一気に爆発している様子がうかがわれる。

少量の抗うつ薬と抗不安薬の処方に加え、臨床心理士のカウンセリングをスタートすることにした。母親には時間はかかるかもしれないが、性格的な要素が現在の病状に深く関わっていることは確かであり、じっくりと腰をすえてカウンセリング等による心理学的なアプローチが欠かせないと説明した。本人には薬物治療とカウンセリングによる治療を並行して行うことを説明した。

■解説

彼女は母親との共依存関係を断ち切り、精神的な発達を促すことが肝要であることは明白である。最近の若者には、職場などで少しでも辛いことがあるとそれに耐え切れずに精神的に破綻してしまって適応不能に陥る人たちが増加している。そういう人たちの多くは、幼少期から辛い体験を回避し、温室で育ってきたため、少しの横風で倒れてしまうひ弱さを有している。確かに精神面の病状としては、新型うつ病と診断し得る病像を呈しており、新型うつ病のカテゴリーの中に入れても差し支えないように思われるが、薬物治療ではまったく対応できないことも明らかである。

ケース3　部署異動に不適応を起こし、うつ症状が顕在化した中年男性

46歳男性。子ども2人（小学3年生と5年生の男の子）と妻の4人家族。大学卒業後20年以上に及び今の会社に勤続しているが、昨年、不景気のために会社が規模を縮小した。その煽りを食って、部署異動を余儀なくされ、過去にまったく経験のなかった部署異動を命じられた。年齢的にも新しい仕事への適応性が昔ほどないために、配属された部署では能力を発揮できない状況が続いている。次第に会社に行くのが嫌になり、会社に行こうとすると激しい心臓発作様症状（パニック発作）に

襲われ、会社に行けなくなった。会社に行けないので余計焦ってしまい、気分は憂うつになり、自宅近くの心療内科を受診したところ、うつ病と診断された。

ところが、カウンセリングなどで細かく話を聞くと、休日は比較的元気であり、息子たちと野球をすることも可能であるという。子どもたちと遊んでいるときは仕事のことを完全に忘れることができ、精神的には楽である。会社に行く前日も、「明日こそ頑張って会社に行くんだ」と意気込んで眠るそうである。ところが、当日の朝になると胸が苦しくなって会社に行けなくなってしまう。子どもの不登校のようなパターンになっている。

その後、会社の上司や人事課と相談したところ、今のまま仕事が中途半端になるのなら、完全に治してきちんと仕事ができるまで休職してほしいということになり、数か月の休職を取ることになった。会社に行かなくてよくなった途端に、パニック発作は消失し、本当に病気なのかと疑いたくなるほど以前の健康体に戻った。あまりにも変化が劇的であり、彼の妻は仮病ではないかと言いたくなるほどであった。しかしながら、数か月が過ぎ、会社への復帰の話が出てくる頃になると、本当に復帰できるかどうかを不安に思い始め、憂うつな気分が心の中を支配し始めた。そこでSSRI（選択的セロトニン再吸収阻害剤）や抗不安薬を用いた薬物治療に加え、不安や抑うつに対する認知行動療法を行うことで、湧き上がる不安や葛藤を処理できるように訓練することにした。しかしながら、認知行動療法を行っても、なかなか不安や葛藤に対する処理は思うように行えなかった。本人からしてみれば、不適応を起こしている部署から元の部署に戻してくれれば治るかもしれないと考え始めた。彼は会社と交渉したが、会社の事情ですぐに元の部署に戻すことはできないと言われ、交渉は決裂になった。会社は彼のわがままな態度が問題であると考えており、前例は作りたくないという意向もあるようであった。景気のいい会社であれば話は変わるかもしれないが、決していいとは言えない会社の経営上の事情は致し方ないのかもしれなかった。

その後も彼は出社への努力を行うが、なかなか出社できないために退社を決意した。そして再就職先を探している。幸いにも妻の実家が経済的な援助をしてくれているので、生活には困っていないが、妻はこれから先への不安がかなり強く、離婚話がもちあがっている。

■解説

このケースのように中高年での部署異動による不適応を引き起こし、不安発作やうつ症状などの精神症状がみられることがある。ただし、それらの精神症状は、会社に行く早朝に限定してみられ、会社が休日であったり、休職しているときは病気であることを疑ってしまうほど健康体に戻ることができたりなど、新型うつ病の特徴をもっており、新型うつ病であることが強く疑われた。総じて彼の行動は回避的なものが多く、これまで同じ部署で高い適応性を求められていなかったために幸いにも綻びが顕在化していなかったに過ぎないのかもしれない。妻などの家族のことを第一に考えるならば、退社を決意するのではなく、石にかじりついても会社を辞めずに新しい部署に適応する努力を続け、家族の生活を守ろうとするのではないかと思われる。その点を鑑みても、メランコリー性格ではなく、どちらかと言えば自己愛的な色彩が若干であるがうかがえる。

典型的な新型うつ病とは言えないが、中高年の年代にも若者同様の新型うつ病の傾向がうかがわれるケースがみられることがあるので注意を要する。このケースのように中高年発症の新型うつ病の場合、回避的な行動を伴うことが特徴のひとつであるように思われる。

ケース4　女性上司の嫌がらせを契機に新型うつ病を呈したお嬢様

22歳女性。一人っ子で両親と3人家族。大手企業の役員を務める父親の寵愛を受けて、お嬢様としてすくすくと成長した。都心の私学の幼稚園に始まり、同小学校、中学校、高校とそのままエスカレーター式に進み、最後は同じく附属の四年制大学を卒業した。その後、本人の意図とは関係なく、親の勧めで有名総合商社の総務で働くことになった。これまで大した苦労なく成長し、とりわけ周囲の人たちには大切に扱われてきたため、対人関係などのストレスで悩むこともほとんどなかった。彼女が新入社員として配属された部署には、社内でも有名なお局様がおり、その女性のいじめでこれまで数人の女性が退職に追いやられてきた。そのお局様は仕事がばりばりにできていたため、会社も多少のわがままを認めざるを得ない状況であった。彼女はそういう部署で働くことになった。お嬢様として育った彼女は、自己犠牲的なことを行うようなタイプではなく、新入社員でありながら、周りに気を遣わせるのが普通のような感じであった。お局様にしてみれば、仕事がろくすっぽできない新人でありながら、そういう彼女を許せることができないせいか、彼女に厳しく接した。彼女も最初はがまんしていたが、持ち前の強気の性格が強く顕在化し、社内でお局様と激しく衝突し、言い争いまでに発展することが頻繁になった。両者の溝は徐々に深くなり、同じフロアで仕事をしていながらまったく口さえもきかないくらいに険悪な状態になった。お局様は人生経験が豊富であり、彼女を翻弄させるような辛辣な嫌がらせを繰り返し行い、彼女は次第に精神的に持ちこたえることができなくなった。それが入社3か月目であった。

それから数か月後の朝の出来事である。彼女はいつも通り、朝6時半に覚醒した。しかし、身体をまったく動かすことができない。彼女は身動きが取れないので、金縛りかと思ったが、そうではなく、身体の中に大きな鉛のようなものがつまっているような感じがして、身体を起こすのがやっとであり、1時間経っても床を這いつくばってトイレに行くのが精いっぱいであった。会社には母親に連絡を取ってもらい、入社以来初めて病欠で休みを取った。翌日も同様の状態であり、出社できない状況が続いた。そうこうするうちに1週間が経過した。両親がひどく心配し、知り合いの大学病院の内科を受診させたが、異常所見はなかった。そこでは、ストレスによるものかもしれないということで心療内科の受診を勧められた。両親にしてみれば、心療内科受診の敷居はいまだに高く、躊躇してさらに1週間様子を見守った。しかしながら、一向に改善する気配がないので、心療内科受診に踏み切った。

受診時には鉛管様の倦怠感はみられていた。それだけでなく、気分の悪さや息苦しさなどの訴えもみられていた。大学病院からの紹介状では、身体医学的な検査はほとんど終わっており、異常所見はなく、ストレスによるものしか考えられないとのことであった。彼女の話を聞くと、会社の女性上司の嫌がらせによるうつ症状である可能性が高く、診断的には新型うつ病であると考えられた。彼女は上司に媚びる性格ではなく、どちらかと言えば、攻撃性などを表に出すタイプであり、お嬢様であるがゆえの自己愛的な性格特性である。これまでの両親の養育態度からしても、新型うつ病にみられやすい性格傾向といえる。また几帳面、生真面目で仕事熱心、自己犠牲的な精神などのいわゆるメランコリー型性格ではないのは明らかであり、従来のうつ病性格ではないと判断し得た。

精神症状として、従来のうつ病にみられやすい抑うつ気分や意欲低下などの主要な症状は弱く、主症状は鉛管様の訴えと自律神経症状である。しかも、その原因が女性上司との対人ストレスであり、そこでのトラブルに耐え切れなく、その結果としてうつ状態が発症したと考えられる。

心療内科では抗うつ薬と抗不安薬を用いた薬物治療に加え、嫌がらせをする女性上司から遠ざけるという意味での十分な休息を取るようにした。約三か月の休職によって、自律神経症状などの症状は改善した。職場復帰に際し、彼女は異動を強く訴えた。職場では一度は元の部署に復帰した後、経過観察を経て部署異動をさせるルールがあり、彼女の異動願いは却下された。彼女は納得がいかないと頑強に抵抗し、復帰が延期になった。その後も職場とのやり取りを繰り返しているが、彼女は強情な性格であり、一歩も引かない状態であり、最後は会社が折れて特例で部署異動を果たした。

彼女は無事に部署異動をして職場復帰したが、休職期間中に自分の仕事をフォローしてくれていた同僚にも当然のような顔をしており、申し訳なさそうな感じは微塵もみせなかった。周囲の人たちは彼女に対して腫物にさわるような感じで彼女とはできるだけ距離を取り、問題が起きないように接した。彼女の言動に対して呆れ果てている社員も少なからずいた。彼女は孤立感を抱いており、情緒的には周囲の人たちに対するイライラ感などの焦燥感を強く持ちながらも何とか出社し就労している。

心療内科では、薬物治療よりも臨床心理士によるカウンセリングを中心に治療を進めている。カウンセリングでは、彼女の心の中で処理しきれない精神的な葛藤、とりわけ女性上司に対する怒りの感情を吐き出させ処理するようにしている。その一方で、認知行動療法を行い、上司の言動に対する上手な対処方法を模索するように指導している。

■解説

過去の生活史において何事もなく過ごしてきた若者が社会に入って挫折感を味わい、それを引き金として新型うつ病を呈するパターンも少なくない。これもまた典型例のひとつである。とくに両親の庇護のもとに何不自由なくわがままに育てられてきた場合、社会での横風や突風に耐えるだけの精神力が備わっていないことが多く、うつ症状を呈するに至ることはしばしばみられる。職場への復帰に際し、元の職場に戻るかどうかなど、会社での調整事項は今後の精神状態に大きな影響を与えるのは当然のことであり、産業医や人事課の対処はきわめて重要である。

ケース５　人格障害の診断がつく新型うつ病

21歳女性。両親は幼少期に離婚したため、父親に関する記憶はほとんどないという。２歳年上の兄は母親の再婚相手の男性と合わずに家を飛び出して行方不明になったままである。彼女は新しい父親が嫌でたまらないが、何とかがまんしている。現在派遣会社に属し、契約社員としてさまざまな会社を転々としている。お金をためて早く自立した生活を送りたいと考えているが、両親が一緒に生活することを望んでいて、なかなか家から出て独立させてもらえない。両親の前では精神的な葛藤を言わずに、何事もなかったかのように一緒に過ごしている。

会社でも今の義理の父親とよく似た上司からパワハラを受けて、会社は休みがちになっている。嫌になると過食嘔吐、リストカットを繰り返していた。会社も家も楽しいことはなく、ただ何となく生きているに過ぎず、虚無感を抱きながら毎日を送っていた。最近、極度の不眠、過食が激しく、毎日のようにリストカットを繰り返している。そのためクリニックを受診したが、人格障害と言われたようである。そこのクリニックでカウンセリングを始めたが、カウンセラーと上手く合わないために、そこのクリニックにはまもなく通わなくなった。

ちょうどその頃、友人の紹介で知り合った彼と付き合い始めて、情緒面は安定化しつつあるという。彼も彼女と同じような境遇であり、彼女の話を十分に聞き、しかも同じような体験があるために彼女が満足できるような共感的な態度を示してくれる。彼女にしてみれば、下手にお金を払ってカウンセリングを受ける必要性がないとのことである。

しかしながら、会社から休むのなら診断書を病院でもらってくるように言われ、別の心療内科を受診した。これまでの経過や臨床症状だけから判断すると人格障害の疑いを持たれても不思議ではないかもしれない。しかしながら、人格障害特有の対人関係上の見捨てられ不安は非常に弱く、対人不安は現時点では弱いと言える。ただし、過食やリストカットなどの衝動行為は、職場や家庭でのストレスが尋常ではないために、そのストレス処理が円滑に運ばないときの症状であるように思われる。幸いにも過食やリストカットは激減しているとのことであった。それゆえ、現時点では、彼の存在が、薬物治療や心理カウンセリング以上の効果を出しているために、経過観察でも十分にやっていけると判断し得た。

会社へは彼と知り合う数か月の期間中に問題となったうつ状態に対する診断書を作成した。今後に関しては、しばらく様子をみる必要性があるが、彼の存在が彼女の情緒面の安定剤になっていることは確かなようであるので、そう心配はなさそうである。しかしながら、会社や実家ではまだまだ問題が山積しており、彼女単独ではそれらの問題を解決し得るとはとても思えないので、いっしょに来院してくれる彼と相談のうえ、いかなる方法でもって対応するかを検討する目的でカウンセリングを実施することになった。

彼と同棲を始めてからは、家にいるときは情緒的にすっかり安定化しているが、今でも会社に行こうとしたときや、会社の近くまでくると頭痛、めまい、嘔気などの自律神経症状が出てくるという。休日は調子よく、彼と仲良くしていると嫌なことは考えなくて済むから精神的にはとても楽である。しかし、まだ会社に行くと症状が出てくるのではないかという不安感を払拭することができないでいる。

■解説

このように、人格障害の診断が下されるケースの中には、新型うつ病であるケースも混入しているように思われる。本例では、愛着に乏しく愛情に飢えていた彼女は彼によって情緒面は確かに速やかに安定化した。しかし、新型うつ病による自律神経症状は過去のトラウマの影響もあり、そう簡単に改善されないがゆえに休職を継続している。刺激から遠ざけ、トラウマの影響を少なくし、少しずつリハビリテーションを重ねながらも成功体験を繰り返すことにより、ストレスによる身体の悲鳴を減弱させ、会社への復帰を促しているところである。

以上、新型うつ病と診断し得るケースを５例提示しました。これらの５例のすべてのケースに関して詳細な解説も加えましたが、新型うつ病がいかなるものかをある程度は感じ取っていただけたと思います。

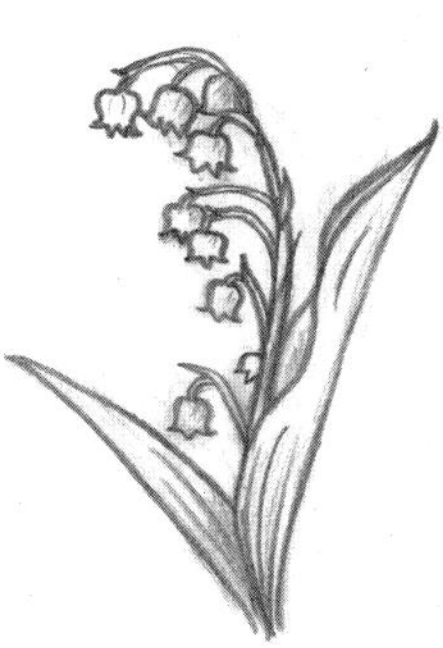

第3章

新型うつ病と間違いやすい
心の病には
どういうものがあるのか？

新型うつ病の場合、新型うつ病であることが容易に診断できるような場合もあれば、その判別が非常に難しい場合もあります。本章では、どういう場合、判別が難しいかを説明します。

新型うつ病の臨床的な特徴はすでに説明しました。そこでひとつひとつ間違いやすい病態との差異を明らかにしていきます。

表1　新型うつ病と間違いやすい病態

1	従来の昔ながらのうつ病
2	パニック障害を始めとするさまざまな不安障害
3	人格障害
4	躁うつ病（双極性障害）
5	統合失調症
6	いわゆる自律神経失調症
7	詐病（仮病）

1　従来の昔ながらのうつ病

同じうつ病でも、従来の昔ながらのうつ病と現代版うつ病と言える新型うつ病の鑑別はとても重要です。次章で詳細に論じていますので、次章を参照してください。

2　パニック障害を始めとするさまざまな不安障害

パニック障害は、不安障害のひとつです。不安障害には、漠然と不安を感じる「全般性不安障害」、不合理だとわかっていても不安に起因する強迫観念が湧き上がってきて、その確認を取らないといたたまれなくなってしまう「強迫性障害」、不安や緊張から息苦しさなどの呼吸困難感、動悸、手足のしびれ、頭痛、めまいなどの身体症状があらわれ、「死んでしまうかもしれない……」という不安と恐怖に襲われる「パニック障害」、昔受けた精神的外傷が存在し、ある刺激でそのトラウマがフラッシュバックする「心的外傷後ストレス障害」などがあります。

(1)　新型うつ病とパニック障害の鑑別が必要な場合もあれば、両者が合併してみられることもある

パニック障害に関して言えば、ある日突然に晴天の霹靂のように、呼吸困難感や動悸、頭痛、めまい、手足のしびれなどの身体症状が出現し、それらの一連の身体症状が死を連想させるほどインパクトが強いために循環器内科などを受診するに至ることが多い不安障害です。

パニック発作があまりにも頻発すると、外出した際に「またあの忌まわしい発作が起きたらどうしよう……」と考えると次第に足が遠のき、外出しなくなります。それでも学校や仕事があって外出せざるを得ない人たちは、その発作が起きる可能性がある電車を、たとえば各駅停車でつないで何とか学校や会社に行こうとします。それでも怖くて外出できなくなると、会社や学校を休むということになります。自宅にさえいれば、パニック発作は起きませんから自宅では元気いっぱいです。しかし、会社に行く朝になると、気分が悪くなり会社に行けなくなることもしばしばです。この点は、新型うつ病によく似た状態です。また、会社に行かずに自宅にいるときはまったく問題ない点も似ています。ここの部分だけを抽出すると新型うつ病と間違えてしまう

表2　さまざまな不安障害

全般性不安障害
強迫性障害
パニック障害
心的外傷後ストレス障害など

かもしれません。

その一方で、新型うつ病を呈している患者さんが強い不安や葛藤を原因としてパニック発作を呈することもしばしば認められます。そのように両者が合併して生じることもあります。それゆえ、両者の鑑別はもとより、詳細に注意深くチェックする必要性があるように思います。

一般にうつ病にパニック障害を伴うことは少なくありません。新型うつ病のほうが、従来の昔ながらのうつ病よりもパニック障害を伴いやすいと思われます。ただし、パニック障害を伴うからといって、新型うつ病と断言できるほどの差ではありません。新型うつ病では、初発症状としてパニック発作を呈することは多く、当初はパニック障害と診断されていたケースが、後に新型うつ病の病像を呈することもしばしばあります。

3　人格障害

(1)　対人関係上の激しい不安や葛藤は、人格障害のみならず新型うつ病にもみられる

人格障害は、幼少期に親などの主たる養育者から虐待を受け、本来であれば両親から安心感を得るところを、真逆に不安と恐怖を植え付けられて極度の対人不安が形成されます。人間の対人関係の基本的な部分はやはり幼少期の親子関係に起因します。そこに障害を及ぼすような、虐待などがあれば、正常な対人関係を構築することができないのは当然のように思います。思春期、青年期になって、「いつ私

を見捨てるのだろうか……」「私を裏切るのだろうか……」などの対人関係上の見捨てられ不安などが生じやすくなり、精神的葛藤などが引き金となり、結果としてリストカットや薬物の大量服薬などの衝動行為に発展します。

対人関係上、人が自分をどう見ているのか、どう評価されているのかが絶えず気になり、いつもびくびくしながら相手を観察することになります。親しくなればなるほど、「この人は本当に大丈夫なんだろうか……」などの対人不安や対人緊張が強くなる傾向があります。そして、その人を試すための衝動行為がみられたりすることもあれば、攻撃性や敵意性、依存性などの言動がみられたりします。

人格障害と新型うつ病のいずれも対人不安や対人緊張を持ちやすい特徴をもっています。新型うつ病でも、人格障害と同様に、人が自分をどう見ているのかを絶えず気にしていることが多く、些細な一言に傷つきやすいのも特徴のひとつです。それゆえ、対人関係上の不安や葛藤に関しては両者の鑑別が必要です。また、新型うつ病でも、リストカットや薬物大量服薬などの衝動行為がみられることがあり、これらの衝動行為の存在が人格障害であることを示唆する症状ではありません。

(2)　新型うつ病では、大げさに被害的な訴えをすることもあるので注意が必要であるが、人格障害でも被害的になることも少なくない

両者の鑑別は、人格障害にまで発展するほどの幼少期における精神的な傷つきが存在するかが重要になります。たとえば、母親の激しい虐待などが存在すれば人格障害の可能性がきわめて強いと言えるか

もしれません。この点に関しては、十分に時間を割いて過去の出来事を検討する必要性があります。さらに注意しなければならない点は、新型うつ病の患者さんの中には、実際の傷つき、たとえば上司のパワハラや親の暴言などをかなりオーバーに表現することがよくあります。本当は、上司が部下を思って指摘した一言が、パワハラとして独り歩きすることもあれば、両親の子どもに対する心配を、「とてもうるさくて仕方ない」と判断し、過剰なまでに自分が被害者であると誇張することがあります。

その一方で、人格障害でも、被害妄想に近い形で人を激しく攻撃することもあります。人格障害の場合でも、見捨てられ不安に対処するために、無意識に自分は被害者であることを強く訴えることは多々あります。この点に関しては、新型うつ病、人格障害のいずれも共通した事項であり、鑑別が難しいこともあるかもしれません。

いずれにしても新型うつ病と診断される患者さんの中には、過去に人格障害と診断された経験のある患者さんも含まれていることがあります。これは、衝動行為イコール人格障害と安易に診断された結果なのかもしれません。

精神疾患の診断基準はどうなっているの?

精神疾患の国際的な診断基準には、米国の精神障害診断基準である「精神疾患の診断・統計マニュアル（Diagnostic and Statistical Manual of Mental Disorders, 4th edition revised, DSM-IV-TR）と欧州でよく使われるICD-10（International Classification of Diseases, 10th edition）が双璧です。前者のDSM-IV-TRは臨床研究などのアカデミックな場に頻繁に使われており、後者は実際の臨床現場で使われることが多いように思います。どちらが優位であるかは明確にされているわけではありませんが、米国では米国で開発されたDSM-IV-TRが圧倒的に優位であることは確かです。世界の精神医学は米国と欧州の二大勢力で形成されており、診断基準にもその影響が如実に表れています。

DSM-IV-TRで見れば、うつ病は気分障害（Mood Disorders）と呼ばれる精神疾患群に属しています。この気分障害は、大うつ病性障害、気分変調性障害、双極性障害などに大別されます。一般にうつ病と言えば、気分の落ち込みや意欲の低下などのうつ病相だけが存在し、気分の高揚や万能感、誇大妄想などの躁病相は存在しないものを意味します。もし、うつ病相だけでなく、躁病相もみられるならば、それはうつ病ではなく、躁うつ病ということになります。DSM-IV-TRでは、躁うつ病とは呼ばずに双極性障害と名付けられています。

4　躁うつ病（双極性障害）

DSM-IV-TRに従うならば、うつ病相だけでなく、躁病相も呈する双極性障害は、さらにⅠ型、Ⅱ型に分類されます。

双極性障害のI型では、躁状態が1週間以上持続し、躁病相とうつ病相の二つの異なる病相がみられます。双極性障害のI型の躁状態とは、入院治療が必要と思われるほどの重度の躁状態です。双極性障害のII型はI型とは異なり、躁病相の持続期間が短く、少なくとも4日以上続く場合です。しかしながら、II型の躁状態は入院治療が必要であるとされるほどの重症な躁状態ではなく、比較的軽度の躁状態であり、外来通院レベルで精神医学的な治療が十分に行える場合です。

(1) 新型うつ病では感情のコントロールができなくなるが、躁うつ病の躁病相ほどのレベルではない し、アップダウンのサイクルの長さは全然異なる

躁うつ病の躁病相では、気分の高揚が激しく、たとえば社員が上司の部長や社長などの役員に命令するような状況が生じることがあるくらい激しくみられることがあります。これは常識では考えられないことですが、それが現実になるのが躁状態です。確かに新型うつ病では感情の起伏が激しく、一日の中でも気分のアップダウンがあり、まるでジェットコースターに乗っているような感じかもしれません。しかしながら、躁状態のように常識ではあり得ないような事態はまずありません。感情がコントロールできないと言っても、そのレベルは周囲の知人や友人に八つ当たりをしてイライラ感をぶつけたり、小さい子どもがだだをこねるような多少のわがままがみられる程度です。躁うつ病の躁病相ではそのレベルでは収まらずに、精神病院への緊急入院が必要になることがみられるレベルであり、言葉では一見よ

く似た側面があるかもしれませんが、レベルが全然異なります。

躁うつ病のうつ病相は数か月続くこともあり、躁病相も数か月持続することがあります。同じ気分のアップダウンと言っても、一日の中で激しく変動することのある新型うつ病にみられるアップダウンとは持続期間が全然異なります。新型うつ病の場合も確かに数日間、気分の高揚が続くこともあるかもしれませんが、躁うつ病の躁病相にみられる症状の強度と持続期間は明らかに異なるわけです。ここで両者の鑑別は容易に可能のように思われます。

大うつ病性障害と気分変調性障害

これまで新型うつ病を論じるに際し、従来の昔ながらのうつ病という表現と現代版うつ病である新型うつ病という表現をしてきました。先に述べたDSM-IV-TRスタイルで言えば、大うつ病性障害と気分変調性障害の両方を説明する必要性があります。

大うつ病性障害は、気分が落ち込むという抑うつ気分、物事に興味や関心がないという無気力の二つの精神症状が基本的な症状であり、両方のいずれかあるいは片方が存在し、一日中、毎日のように少なくとも２週間は持続します。しかも睡眠障害、食欲低下、希死念慮、無価値感、集中力や意欲の低下、易疲労感（疲れやすい）、イライラ感などが加わります。

気分変調性障害は、軽症のうつ状態が少なくとも2年以上の長期に及んで持続する場合を言います。最初は気分変調性障害である軽症のうつ状態と思われたが、次第にうつ病の輪郭が明確になり、最終的には大うつ病性障害であったということもあります。このように、DSM-IV-TRの診断基準では、新型うつ病とか従来の昔ながらのうつ病と言う言葉はありません。

DSM-IV-TRの診断基準はあくまでも操作的診断基準であり、臨床研究のように研究サンプルである対象に関する明確な条件を統一するために用いるのであれば、きわめて有用であると言えます。世界の精神医学研究の50％以上は米国で実施されており、必然的に米国で開発されたDSM-IV-TRの診断基準が世界基準になってしまうのです。欧州のすべての国が束になっても米国の一国にかなわないので、もうひとつの欧州向けの国際的な診断基準であるICD-10はDSM-IV-TRの後塵を拝することになります。

ところが、精神医療の現場ではDSM-IV-TRは実際的ではなく、ICD-10のほうがはるかに使い勝手がいいように思います。ただし、米国人の精神科医はDSM-IV-TR以外を認めないため、われわれ日本人とは違うかもしれませんが……。それはさておき、実際の臨床現場で扱いにくいDSM-IV-TRは臨床研究用のためのものと割り切って話をするとすれば、本書で論じている、新型うつ病とか昔ながらの従来のうつ病という観点は、当然のことながら、実際の医療現場で浮かび上がってきた概念であり、より実際的な問題と言えるように思います。

5　統合失調症

統合失調症は精神障害の中でも最も代表的とされる心の病であり、かつては精神分裂病と呼ばれてきました。１００人に１人の割合で生じる精神疾患であり、わが国には１００万人以上いるとされています。発病後数年間は幻覚妄想を主症状としますが、急性期から慢性期に移行すると無為自閉的になり、感情の平板化などのいわゆる陰性症状がみられることがあります。脳内のドーパミンの過剰放出を抑える抗精神病薬で幻覚妄想状態を改善させることが可能であり、薬物治療が治療の中心です。

(1)　新型うつ病かもしれないと思って心療内科を受診して統合失調症の存在に気づくこともある

新型うつ病との鑑別で注意しなければならない点は、これまでの鑑別とは趣を異にします。精神症状は明らかに異なるので両者の鑑別に苦慮することは通常ないように思われがちですが、そうでないことが時にあります。最もよくあるパターンとしては、上司にパワハラやセクハラを受けてそれが原因で会社に行くことができなくなった若い会社員がいるとしましょう。彼女の訴えだけから判断すれば、最近はやりの新型うつ病？　と考えたくなるのですが、上司のパワハラやセクハラは単なる誘因にしか過ぎず、数年前から幻聴が聞こえてきていて、すでに統合失調症が発病しているが誰も気づいていないということがあります。新型うつ病ではないかという疑いのもとに診療を行っているうちに幻覚妄想の存在が明らかになり、その時点で統合失調症であったということがようやくはっきりするのです。新型うつ病の存在はクリニックを訪れるきっかけにしか過ぎませんが、それは統合失調症の発見には大いに貢献していると言えます。つまり、昨今のうつ病の啓発や普及の恩恵を受け、彼女は「もしかしたら自分はうつかもしれない（実際は統合失調症であるが）」と思い、心療内科への受診に関する大きな動機のひとつになったと考えられます。

6　いわゆる自律神経失調症

(1)　精神医学には自律神経失調症という病名は存在しない

自律神経失調症という病名は診療科によって使い方が異なることが少なくありません。内科などでは身体医学的に異常がなく、心理的ストレスが原因であると思われる場合に自律神経失調症の病名が頻繁に使われることがありました。しかしながら、最近ではうつ病を始めとした心の病で苦しむ人たちが急増し、内科にもそれらの人たちが受診することも少なくないため、精神医学の知識が増し、より正確に自律神経失調症という病名が使われつつあります。

精神医学の領域では、自律神経失調症という病名は存在しません。しかしながら、不安や葛藤などの心理的なストレスが原因で、頭痛、めまい、嘔気、微熱、息苦しさ、呼吸困難感、動悸、手足のしびれ、冷感、胃痛、便秘や下痢、円形脱毛、じんましんなどの自律神経症状がみられることは決してまれではありません。むしろ現代社会では、職場での対人ストレスなどが原因で自律神経症状を呈する人が多数います。メンタル系はトレーニングをすることで鍛えることが可能かもしれませんが、自律神経は人間の無意識レベルでの身体的な生理反応のひとつですから、鍛えようがありません。つまり、ストレスの多い社会の中で生きている人が、多大なストレスに暴露されながらも精神的には耐えていたとしても、身体が勝手に反応し、悲鳴をあげることがあります。人間の身体は正直です。身体的に破たんをきたし、耐え切れなくなると生理的に自律神経症状を呈します。そういうとき、会社や学校に診断書を提出する必要性があり、その際に自律神経失調症という病名を使うことがあります。

(2)　自律神経症状は新型うつ病の初期症状のことが少なくない

新型うつ病の初期症状として、自律神経症状がみられることはかなり多く、自律神経症状の出現によって心療内科や精神科を受診することも少なくありません。それゆえ、ただ単にストレスによる自律神経症状がみられたに過ぎないレベルなのか、新型うつ病を始めとするうつ病圏内の初期症状なのかを鑑別する必要性があるように思います。経過を見ていけば、答えは明らかになりますが、新型うつ病にみられる特徴をひとつひとつ照合していけば、その鑑別はそう難しくないように考えられます。

7　詐病（仮病）

(1)　診断書を求めてやってくる詐病患者さん

新型うつ病は自己愛性格の人がなりやすく、わがまま病とかきまぐれ病と呼ばれることがあるように、周囲の人たちからすると「どこが病気なの……本当に病気なの……」「甘えているだけじゃない……いつまでも学生気分では困るんだけど」などと不満のひとつくらい言いたくなることがあります。「一昔前であれば、複雑骨折になって初めて病院に行っていたのに、今は足が少し痛いくらいのレベルで会社を休もうとする」と言う人もいます。「根性で頑張れ」とか「気持ちの持ちようでどうにでもなるはずだ」と嘆く人も少なからずいます。

(2)　さまざまな方法で診断書を求めてくる

確かに診断書作成の目的で新型うつ病を装って心療内科を受診し、うつ病という診断書を書いてもらうケースは存在します。そういうケースは一目瞭然であり、多くの場合、新型うつ病の治療さえも受けようとしません。診断書を書いてもらって長期に及ぶお休みをゲットすれば、目的は達成されたことになりますから、治療などは最初から念頭にありません。このような診断書目的であると思われるケースでは、薬物治療はもとよりカウンセリングを受けることも拒否します。そして、初診の段階で診断書を書いてもらおうとしてきます。少し凝ってくると診察時に涙を流して辛い精神状態を訴えて、すぐにその場で診断書を書いてもらおうとします。人によっては、現時点では、「うつ病に関する症状はないが、今の会社ではいられないから……」などの理由を隠そうともせずに単刀直入に自分を表現しつつ診断書の作成を求めてくる患者さんもいます。これらのケースの場合、休職に関する診断書を書くことはできませんので、書けない理由を明確に説明しお断りしています。多くの心療内科や精神科のクリニックではそうですが、あまりにも簡単に診断書を作成する医師がいることも確かなように思います。

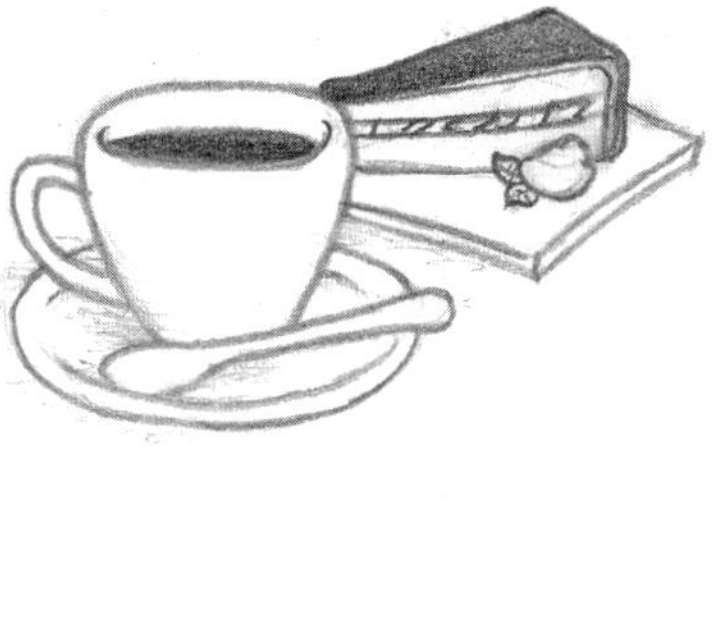

第4章

新型うつ病は
従来のうつ病とどこが
違うのか？

1　昔ながらの従来のうつ病とは？

西暦２０００年以前の20世紀の精神医学の世界では、２０１１年の時点で、新型うつ病がわが国でこんなにも世の中にはびこった状態になるとは、ほとんどの人が予想していなかったように思います。20世紀においては、これより述べる従来の昔ながらのうつ病が定番のうつ病であり、その当時にしてみれば現在の新型うつ病に相当する病態は非常にまれであり、うつ病ではないと認識されていたように思います。なぜなら、新型うつ病になりやすい性格特性は、従来のうつ病になりやすい性格特性とはまったく正反対だからです。つまり、うつ病になりやすい人たちの性格特性は表3に示したような性格であり、真逆の性格特性の人たちはうつになり得ないと考えられてきたからです。

昔ながらの従来のうつ病になりやすい人たちの性格特性は、メランコリー親和型性格、執着気質と呼ばれます。昔ながらの従来のうつ病になりやすい人は、秩序を重んじ、規律や規範に忠実です。そのために何らかのストレスで、自分たちの世界の秩序、規律や規範が崩されるような事態が生じると精神的に崩れやすい特徴を有しています。その代わり、その秩序や規律に対する忠実度はけた外れのものを持っています。秩序を重んじ規律正しいのは、わが国とドイツにみられやすい性格傾向と言われています。これに対して、個人主義傾向が強く、自由奔放で細かいことを意に介さない人たちが多い米国やイタリアなどの諸外国には、わが国やドイツにみられやすいメランコリー親和型性格の人たちはそう多くはないとされています。

表３　昔ながらの従来のうつ病になりやすい性格

1	几帳面、生真面目
2	仕事熱心
3	頑張り屋
4	完全主義
5	要領が悪い
6	秩序を重んじる
7	規範や規律に忠実に従う
8	他人から物事を頼まれるとノーと言えない
9	自己犠牲の精神を持っている
10	周囲に対して過剰に適応してしまう（無理をしてしまう）
11	ストレスをためやすい

昔ながらの従来のうつ病になりやすい人たちは自己愛的な側面があまりみられず、自己犠牲的な行動が中心です。総じて要領が悪くて、世の中をスイスイと生きていくようなタイプではなく、人生において回り道をしながらゆっくりと歩いていくタイプかもしれません。わが国の場合、中高年者にはメランコリー親和型性格を有する人が多く、若い世代の人たちにはどちらかと言えば自己愛的な人が多いと言えます。昔ながらの従来のうつ病に自己愛的な人が少なく、現代社会に多発している新型うつ病に自己愛的な人が多いという傾向は、現代社会を投影しているのかもしれません。

すでに何度も繰り返し述べてきた新型のうつ病になりやすい人は、昔ながらの従来のうつ病とは対極的な位置に属する人たちです。彼らはうつ病とはまったく無縁の人たちとして認知されていたのですが、彼らもうつ病になり始めました。彼らこそが新型うつ病の患者さんなのです。

昔ながらの従来のうつ病の患者さんがなりやすい性格傾向とは?

東日本大震災後に救援物資を被災者の方々に配る時、きちんと行列を作って並ぶ様を、諸外国の記者たちがみて、「なんてお行儀がいいんだろう……」「アメリカだったらお店を襲撃して物を盗むなんて当たり前……信じられない……」と驚いたといいます。われわれ日本人は逆に欧米諸国の記者たちのコメントに驚かされました。互いの文化や国民性の違いが浮き彫りにされたかのようです。欧米、とくに米国では契約社会であり、個人主義社会であるのは周知の事実です。自己主張をしないと取り残されてしまいますので、必死に自己アピールして生き抜こうとします。これに対して、日本人は欧米人に比べると、比較にならないほど几帳面、生真面目で、何よりも規律や秩序を重んじるという特徴があり、先ほど述べた被災者の方々の行動などに顕著に現れます。しかしながら、ある記事によれば、被災者の方々の物を盗むなどの窃盗団もみられるようであり、当然のことながら必ずしもすべての日本人が秩序を守るわけではありません。昔ながらの規律正しく秩序を守るという日本人の特徴は少しずつですが、崩れているのかもしれません。それは、自己愛的な新型うつ病が徐々に増加していることにも関係しているように思われます。

犬が昔ながらの従来のうつ病であり、猫が新型うつ病に近い？

最近のペットブームにはすごいものがあります。南青山の界隈では、若い女の子がプードルやチワワなどの小型犬を連れて散歩している姿をよくみかけるようになったという印象があります。ペット犬の専門誌も増えていますし、動物病院やペットショップも増えています。ペット産業だけは不況とは関係のない次元で拡大しているように思います。中でも犬をペットにしようとする若い人が増えているような感じです。私どものクリニックの外来にも、小型犬を犬専用のバッグに入れて、診察にやってくる患者さんもいます。

ではどうして犬をペットにするのでしょうか？　最近の若者には自己愛的な傾向の強い人たちが急増しています。自己愛傾向の強い人たちは、精神分析的にみて、周囲の人たちから愛された経験の乏しい人たちであって、とりわけ両親から愛情を十分に注がれていないことが多く、自分で自分を愛することで愛情不足を補っていると解釈できます。犬はとても飼い主に対して忠実な動物です。ペットに犬を飼う人の中には、過去に愛された経験が非常に乏しく愛情に飢えている自己愛性格の人たちが少なくありません。愛情に飢えている彼らは、無意識レベルで愛情に飢えている自分を犬に投影します。つまり飼っている犬も自分自身であるわけです。ペットの犬をかわいがるのは自分自身に自分の手で愛情を注ぐ行為になるわけです。要するに、誰の手も借りずに自分で自分の愛情不足を補うことを無意識に行っているということになります。見かけ上は自給自足のようですが、他人に愛されないからといって、自分で自分を愛さないといけない、まして犬を媒介として自己愛を満たす作業をしないといけないのは滑稽のように映るかもしれません。

それはさておき、犬が人間に及ぼす心理的な効果は一体どういうものがあるのでしょうか？　誰もが最初に感じる効果は、日々のストレスで疲れている人間の心の癒しの効果です。心理学的にみて、犬は人間と違って、①余計なことを言わない（嘘も言わない）、②裏切らない、③辛いときに共感的な態度を取ることも可能である、それゆえ総じて犬は人間を傷つけないということになります。性格的に言えば、昔ながらの従来のうつ病になりやすいメランコリー親和型性格に近いのが、どちらかと言えば犬であり、自己愛的な性格の新型うつ病は、気まぐれ屋さんの傾向がある猫なのかもしれません。強引なこじつけかもしれませんが……。

ここで典型的な昔ながらの従来のうつ病を1例提示します。

ケース6　愛社精神の強い部長に生じた昔ながらの従来のうつ病

58歳男性。あと2年で定年を迎える都心の大企業の部長。妻と2人の息子さんの4人家族。2人の息子は大学を卒業し、親とは別の会社で働いている。彼は体育会の人間であり、入社当時から愛社精神が人一倍強く、会社のために休日出社を厭わず、仕事人間として仕事に人生をかけてきた。身彼は几帳面、生真面目で責任感は人一倍強く、仕事が趣味であるという性格の持ち主であった。身体はいたって健康であり、これまでに病気らしい病気はしたことがなく、休日出勤をしたり、夜遅くまでの残業もまったく苦にしないタイプであった。ただ、彼の部下にしてみれば、彼があまりにも元気でモーレツ社員であるために、彼についていくのが大変であったようである。仕事に対する高いモチベーションをもって仕事に打ち込める人はそれでもいいが、そうでない若い人は「彼のような過剰なまでの働きぶりに僕らはとてもついていけない……」とグチをこぼすことが多かった。

ところが、最近母親を亡くし、それを契機として彼に快活さがなくなり、明らかに変調をきたしていることがわかるほどの気分の落ち込みや意欲の低下がみられ始めた。それでも彼は病院に行くことはしないで、必死に頑張り続けた。しかしながら、彼には頑張り通せるエネルギーは残っておらず、休みの日は終日寝て過ごす日々が続いた。彼の妻はその様子を見ていたが、見るに見かねた状態になっていると判断し、病院に行くのを嫌がる彼を連れて心療内科のクリニックに駆け込んだ。

精神医学的な診察の結果、典型的なうつ病であり、数か月は休職したほうが治療的にみて適切であると休職を強く勧められた。しかしながら、彼は過去に休職の経験はなく、有給休暇ですら過去30年以上ほとんど取っていない人間であり、うつ病で休職なんて考えられないという考えから固辞した。そこで仕方なく、抗うつ薬を用いた薬物治療を外来レベルで行うことになった。

彼はそれでも会社に行こうとしたが、午前中は身体がフリーズしてしまって思うように動かない状態であった。思うように会社に行けない彼は、自分自身が情けなく、ふがいない自分に腹を立てる始末であった。しかしながら、彼も部長職を長年務めてきており、今自分が陥っているうつ病で休職した部下の世話をしてきた経験も豊富であり、次第に自分がうつ病であることを受け入れることができるようになりつつあった。2週間ほどかかったが、彼は休職をようやく受け入れ、薬物治療と休息により本格的な治療に入る決意をした。

それから半年が経過したが、順調に回復して職場復帰の話も出るようになった。そして、リハビリ出社のプランができあがりつつあるレベルにまで戻っている。

以上、昔ながらの従来のうつ病の典型例を提示しましたが、本例にみられたように、①性格的には几帳面、生真面目で仕事熱心な性格傾向を示し、②休職を受け入れるには時間がかかり、普段から休みを取る発想がきわめて少ない、③少しの不調で心療内科を受診するのではなく、ぎりぎりまでがまんしてなかなか受診しようとしない、④頑張るだけのエネルギーが枯渇しており、抗うつ薬に対する反応性は良好である、などの昔ながらの従来のうつ病にみられる特徴をすべて備えているのがわかります。それでは、新型うつ病をよりよく理解するためにも、昔ながらの従来のうつ病と新型うつ病を並列的に並べて両者を比較検討してみましょう。

2　昔ながらの従来のうつ病と新型うつ病を比較検討する

表４　昔ながらの従来のうつ病と新型うつ病の比較検討

昔ながらの従来のうつ病	新型うつ病
・中高年の男性に多い	・若い世代の女性に多い
・大好きなことであってもできない	・好きなことはできるが、嫌いなことはできない
・早朝から午前中にかけて調子が悪く夕方頃は比較的元気になる（モーニングうつ病）	・午前中のみならず、夕方から夜間にかけて調子を崩すことも多い ・突然に感情のコントロールができなくなる
・自己犠牲的精神が強い	・自己愛的傾向がみられる
・自責的で罪悪感を持つ	・他責的傾向が強い
・自分の発言に控え目で慎重	・他人の些細な一言に傷つく
・人にものを頼まれると断れない	・頼まれても断ることは容易にできる
・自ら診断書を求めない	・自ら診断書を求める
・周囲は励ましてはいけない	・背中を軽く押す程度の励ましは効果的
・不眠、食欲低下	・過食、過眠がみられることが多く、不眠や食欲低下は少ない
・薬物療法はエネルギーの枯渇のような抑うつ症状には非常に効果的である	・薬物療法はあまり効かない

昔ながらの従来のうつ病と新型うつ病を比較検討するために簡単な表を作成してみました。まずその表を眺めてみてください。いかに両者の間に大きな違いがあるかが容易にご理解いただけると思います。それではこれから順序を追って、ひとつひとつそれぞれの特徴を吟味していきましょう。

(1)　気分の変調に関して：「気分のアップダウンの激しさ」「イライラ感」「感情のコントロールができない」など

新型うつ病の特徴のひとつは、すでに述べたように、気分の落ち込みが突然に襲ってきて、あたかもジェットコースターのように気分のアップダウンが激しくみられます。その際にコップから水がこぼれるかのように突然に明確な理由もなく涙が溢れ出て悲しくなることがあります。このように新型うつ病では、気分の変調がきわめて顕著に現れるという特徴を有しています。

これに対して、昔ながらの従来のうつ病では、午前中に調子が上がらず、車で言えばなかなかエンジンがかからないような状態であり、夕方頃になって徐々に調子が戻ってくる、いわゆるモーニングうつ病のパターンを呈します。重症化すれば、午後から夜間にかけても調子が戻らず、終日抑うつ気分や意欲低下が持続します。とくに抑うつ気分などの持続期間に関しては、昔ながらの従来のうつ病は、新型うつ病のように一日単位、あるいは数日単位という短いサイクルでの気分変調の形を取らずに、少なくとも連続的に数週間単位で抑うつ症状が続きます。

また新型うつ病では、イライラや不安感が強く、その結果として感情のコントロールが効かないという訴えに発展することもあります。あるとき突然に理由もなく涙が溢れ出てくるという訴えもみられることがあります。

昔ながらの従来のうつ病でも、新型うつ病と同様にイライラや不安感を訴えることは少なくありません。しかしながら、昔ながらの従来のうつ病の患者さんは、自己愛傾向の強い新型うつ病患者さんとは異なり、周囲の人たちへの迷惑を第一に考えるためにいわゆる「キレる」という言動は取らない傾向にあります。つまり、昔ながらの従来のうつ病の患者さんは周囲に迷惑をかけるのを極端に忌み嫌うのに対し、新型うつ病では自己中心的な考えが強くて周囲を巻き込むことが多く、そこで新たに対人ストレスを引き起こし、心の中で精神的な葛藤がいっそう強くなることもしばしばです。

⑵　周囲との対人関係に関して：「他人の些細な一言で傷つく」「人にどうみられているか」

誰でも他人に厳しく批判されたり激しく攻撃されたりすると、精神的に疲弊し傷つくように思いますが、新型うつ病では極端な神経過敏状態を呈するため、そのレベルがかなり強い傾向があります。それと同時に、神経過敏な精神状態は、自分が周囲の人たちにどのようにみられているか、どう思われているかを極端に気にします。本当はほめ言葉であっても、素直に受け止めることができないほど被害的な見方をすることもあります。周囲の人たちは、「どうして怒るんだろう……何を考えているのかわからない……」と思うこともあるかもしれません。

日本人の場合、自己と他人を比べて、自己のアイデンティティを構築するという特徴を有しています。たとえば、人よりも優っているという優越感、人よりも劣っているという劣等感が自己のアイデンティティを形成する過程で大きく関与します。欧米人においても同様に、無意識に自分を他人と比較しますが、日本人の場合はその比較のレベルが極端に強く、結果として優越感と劣等感が心の中で激しく錯綜します。新型のうつ病では、その傾向がかなり強いため、他人の些細な一言でひどく傷つくことになりかねません。

これに対して、昔ながらの従来のうつ病では、人間である以上、他人の一言で傷つくこともあれば、どうみられているかを気にすることもありますが、そのレベルは病的なレベルではありません。どちらかと言えば気にする部類に入るという程度だと思います。

新型うつ病では傷ついた事実をはっきりと言語化し相手に訴えるのに対し、昔ながらの従来のうつ病では傷ついたとしてもその事実を何事もなかったかのように隠します。同じように傷ついても両者の違いはかなり大きいように考えられます。

(3) 心身の調子の善し悪しに関して：「自分のやりたいことはできるが、嫌なことはできなくなる」「休日は元気だが、会社のある日は調子が出ない」

新型うつ病では、自分のやりたいことはできるが嫌なことはできない、会社のある日は調子が悪くて出社するのが精一杯であるが、休日になれば元気が出てくる、などという都合がいい？　と勘違いされやすい特徴を有しています。ともすると、新型うつ病は、「わがまま病」と言われても不思議ではないかもしれません。

すでに述べたように、昔ながらの従来のうつ病であっても、軽症の場合、うつ症状の広がりのレベルが大きくないために症状の出現が限定されていることもあります。それゆえに、うつ病の軽症例に過ぎないのか、それとも新型うつ病なのかが問題になることもあります。しかしながら、昔ながらの従来のうつ病では、重症度が増せば、いくら好きなことであっても、たとえ休日であっても、うつ症状は出現し、精神的にはかなり辛いのが普通です。休日であっても、仕事のことを考えると調子が悪くなることもあります。

心身の調子の善し悪しが、都合のいい形でみられるのが新型うつ病であり、昔ながらの従来のうつ病では自分の都合にかかわらず一様にうつ症状が出てきます。この点は、両者の大きな違いのひとつです。

サザエさん症候群、大河ドラマ症候群

うつ病に限らず不安障害にもしばしばみられる兆候として、「サザエさん症候群」「大河ドラマ症候群」と呼ばれるものがあります。いずれのテレビ番組も日曜日の夕方から夜間にかけて放映される番組であり、これらの番組を少しでも見てしまうと、「明日からまた会社があるんだ……」という意識が高まり、「ああ……明日から仕事なんだ……行きたくないなあ……」というネガティブな気持ちが湧いてきます。そう思うと、気分が滅入ったり、重くなったり、憂うつになったりします。

休日などのように仕事がない日は仕事のことを考えなくてもいいので、一時的に抑うつ症状や不安症状は軽減しますが、仕事のことを考えてしまうような刺激が入れば、その瞬間から嫌な気分が心の中を占拠してしまいます。しかしながら、何もうつ病や不安障害な

どの心の病で苦しんでいる人ばかりではありません。ごく普通に生きている人たちであっても、日曜日の夜はあまり居心地がいいものではないように思います。仕事があまりにも順調過ぎて仕事が楽しくて仕方ないという人は別かもしれませんが……。

(4) 他人への攻撃性に関して：「自責的になることは少なく他責的になり、罪悪感を抱きにくい」

新型うつ病では、自責的になることは少なく、他責的になる傾向が強いと言えます。何かミスをしたときでも、自分のせいではなく、「その原因を作った○○さんが悪いんだ」「私は決して悪くない」という見方をします。責任転嫁をされた人たちはたまったものではありません。必然的に対人関係は悪化します。

これに対して、昔ながらの従来のうつ病では、何かのミスをしたときに自分自身を激しく責める傾向があり、激しい罪悪感に悩みます。昔ながらの従来のうつ病になりやすい性格として、仕事熱心で責任感が強いという特徴がありますが、その延長線上としてみられるものが、自責的で罪悪感を抱きやすいという特徴です。

新型うつ病は他責傾向が強く、昔ながらの従来のうつ病は自責的傾向が強く罪悪感を感じやすいと言えます。

合理化、正当化

自分に都合が悪いことがあっても、自分の都合のいいように解釈して自己の言動を正しいものとして主張する心理機制を合理化、あるいは正当化と呼びます。たとえば、何かトラブルがあったとき、「本当に悪いのは自分ではなく、自分を批判したり責めたりする人に原因があるんだ……」と涙ながらに感情的に訴える女性的なものもあれば、理路整然と理論を論じ自分に非がないことを理論武装することで相手に反撃の糸口さえも与えないように訴える男性的なものもあります。

新型うつ病は若い女性にみられやすいのですが、男性にもみられることもあります。彼女ら彼らはあるときは感情的に訴え、あるときは理屈を振りかざし、さまざまな手法でもって自己を防衛します。

(5)　休職の診断書に関して：「自ら診断書を求める」

新型うつ病では、心療内科や精神科などのクリニックに休職に関する診断書を求めてやってきます。診察を行っていると、新型うつ病患者さんの訴えや態度などの雰囲気で「診断書が欲しいんだなあ……」ということは察知できます。察知できるというよりも、察知してほしいがゆえに、察知しやすい言い方をしているのでしょう。

医療者サイドから、休職に関する話題を出さなくても、自ら休みたいとはっきりと言い出すことも少なくありません。初めてのクリニックへの電話の段階で、「そちらでは診断書を発行してもらえるのでしょうか」と単刀直入に切り出してくる患者さんもいます。そういうときには「院長やカウンセラーが診察や面接をさせていただいて、診断書を作成する必要性があればそのお話になるかと思います」と答えるようにしています。

クリニックや病院を受診するのは精神的な苦痛を取り除くためですが、新型うつ病患者さんの場合、休職することで十分に静養したいという願いを達成するためにやってくることもあります。その最たるものが診断書の作成になります。ただ、休職をするためだけではなく、「仕事を辞めたい」「転職したい」という逃避的な考えで診断書の作成を求めてやってくる患者さんも大勢います。その一方で、次の仕事が見つかるまでのつなぎとして休職を希望する患者さんもいます。いずれにしても、現在の状況が苦しいがゆえにその精神的苦痛を感じる状況から逃れたいという思いが強いように思われます。

もし医療者サイドから「仕事も休むことも考えることが必要かもしれません」と切り出すと、待ってましたと言わんばかりに休職の提案に乗ってきます。しかも、医療者サイドが提案する休職期間以上の休職期間を求める傾向があります。一度休職すると休職の延長を何回も重ね、こちらがもう会社に行けるのではないかと思っても、心身の不調を訴える患者さんも少なくありません。

ところが、昔ながらの従来のうつ病の患者さんは自ら診断書を求めることはきわめて少なく、医療者サイドがやっとの思いで休みを取る決心をさせたということがほとんどです。この違いはかなり大きいように思います。それは、過去に有給休暇さえも満足に取ったことのない仕事中毒の人が、昔ながらの従来のうつ病になるからです。

安易に診断書を求める新型うつ病患者さんへの対応も大変であるが、休養を取るべき状態にある、昔ながらの従来のうつ病の患者さんを休ませることも大変である

昔ながらの従来のうつ病の患者さんの中には、過去に会社を休んだことがないという仕事中毒の人が多く、激しいうつ症状を呈しても休みたいという訴えをなかなか口にしません。精神科医が、十分に時間を割いて休息を取ることの必要性を説明しても、休職に関してはなかなか首を縦に振ってくれません。「周りの人たちに多大な迷惑をかけてしまうので休みを取りたくない」と休職することを受け入れないのです。休職に同意をしてくれたとしても、こちらが求める休職期間よりも短い休職期間を求めます。しかしながら、短い休職期間では治療的な意義が薄れてしまい、われわれ精神科医は困ってしまうのです。

このように安易に診断書を求める新型うつ病患者さんへの対応も確かに大変ですが、休養を取るべき状態にある、昔ながらの従来のうつ病の患者さんを休ませることもなかなか骨が折れる作業になるのです。

(6) 自殺に関して

新型うつ病では、「死にたい」という自殺願望を口にする患者さんが少なからずいます。ところが、話を詳しく聞くと、本当に死にたいのではなく、死にたいほど辛い気持ちをわかってほしいということを周囲に訴えたいことが多いように思います。そういう場合、リストカットや薬の大量服薬という手段でもって、周囲の人たちに死にたいほど辛いという気持ちを伝えようとすることがあります。自殺未遂をされると患者家族や友人知人はとても驚き、精神的ショックを受けますが、自殺未遂という衝動行為に振り回されることなく、冷静に対応しないといけません。

これに対して、昔ながらの従来のうつ病では、自責的で罪悪感を抱き、結果として自殺を図ることがありますが、新型うつ病の患者さんにみられるリストカットや薬物大量服薬などの自殺未遂を行うようなことはきわめて少なく、電車に飛び込んだり、首をつったりなどの成功率が非常に高い方法を選択する人がいます。それゆえ、昔ながらの従来のうつ病の患者さんにはより慎重に対応しなければなりません。

自殺に注意をより払わないといけない時期は治りかけの時期です。この時期は順調に回復し、周囲はともするとほっとして安心する時期です。うつ病がひどい時期は自殺を行うことができないほどエネルギーが枯渇していますが、回復期はエネルギーがある程度満たされ、周囲に多大な迷惑をかけたという過去の自分により強い自責の念にかられやすく、自殺を衝動的に図ることがあります。われわれ医療従事者、患者家族や知人、友人たちは足元をすくわれやすい時期であることに注意しなければなりません。

(7)　睡眠と食欲に関して：「過眠や過食がみられる」

一般にうつ病では不眠と食欲低下を示しますが、新型うつ病では蓄積されたストレスを発散、処理するために過食に走ることが少なくありません。過食に走ってしまう新型うつ病の患者さんの多くは女性であり、男性の場合はアルコール、ギャンブルなどに走る傾向が強いように思います。女性の場合、買い物依存になる人もいます。新型うつ病でも夜眠れないという不眠を呈する患者さんも多数いますが、睡眠の中に現実逃避を呈する過眠を示す患者さんも少なくありません。一見、症状が正反対になっているのですが、正反対になっているという理解よりも、軸がぶれてしまっているという解釈をしたほうがいいように思います。

昔ながらの従来のうつ病患者さんでは、ほとんどの場合、不眠と食欲低下を示します。ただし、ケースによってはいずれか一方しか示さないこともあれば、いずれも示さないこともあります。不眠と食欲低下を示すかどうかに関しては診断的な意義はそう強くないように思われます。

(8)　励ましに関して：「禁忌ではなく背中を押す程度の励ましは必要」

世間では一般的に昔ながらの従来のうつ病の患者さんには「頑張れ」などの励ましは禁忌とされています。これはうつ病の啓発や普及が進んだ成果の一端を示していると考えられます。ところが、本書で紹介している新型うつ病では様相を異にします。

なぜ、昔ながらの従来のうつ病の患者さんに「頑張れ」などの励ましがいけないのかといえば、頑張ることができないほど疲弊していて、これ以上頑張れない状況だからです。ガソリンを切らしているタクシーの運転手に「30㎞先のところまで走って」というようなものです。これに対して、新型うつ病患者さんの車のタンクにはまだまだ多くのガソリンが残っていますから、「50㎞先の○○までお願いします」と言っても十分に走ることができるはずです。ただし、その運転手はその要求に応えるのが嫌であり、涙ながら「それはできません」と断ってくるかもしれません。

以上はたとえですが、要するに頑張れる余力を残しているのが新型うつ病であり、背中を押す程度の励ましをしたほうがいいように思います。ただし、患者さん自身は自分は頑張れないと思っていることが多いので、直接的に頑張れというのではなく、間接的に刺激を与え、少しずつ動かすように巧みに持っていく必要性はあります。多少難しいかもしれませんが、トライしてみましょう。

「これ以上どうやって頑張れと言うの?……もう無理……」

昔ながらの従来のうつ病でも重症化しつつあるうつ状態の患者さんでは、頑張るだけのエネルギーが枯渇していて、「もうこれ以上頑張ることができない……どう頑張ればいいの?」という状況に陥っていることがあります。こういう心身の極度の疲弊した状態で頑張ることは誰が考えても難しいとわかるかと思います。しかしながら、われわれ日本人は、すぐに「頑張れ、頑張れ」と口癖のように言ってしまう傾向がどうやらあるようです。応援するサイドもとても言いやすい言葉なのかもしれません。

最近で言えば、なでしこジャパンのワールドカップの決勝戦では「頑張れ」の横断幕がスタンドを埋め尽くしました。東日本大震災に関する応援に関する言葉としても、「頑張れ」という言葉が氾濫していたかのように思います。しかしながら、頑張るだけのエネルギーが残っている患者には、背中を支えてくれているような、背中を強く後押ししてくれているような、とても心強い響きをもった言葉になります。

新型うつ病の場合は、エネルギーがまだまだたくさん残っています。頑張れの声援に応えるだけのエネルギーは十分にあるのです。ところが、エネルギーを実際にたくさん持っているにもかかわらず、彼らは自分には「もうこれ以上頑張れるエネルギーはない」という錯覚、あるいは甘えのようなもののために頑張る努力をしようとする気持ち自体がどこかに行ってしまっているのでしょう。つまり、もうこれ以上頑張ることのできない、昔ながらの従来のうつ病患者さんと、まだまだ頑張ることができるだけのエネルギーを持っているが自分たちはもうこれ以上頑張れないと思い込んでしまっている新型うつ病患者さんでは、まるで状況が異なるのです。

(9) 治療に関して：「抗うつ薬などの薬物治療が効果を示さない」

新型うつ病では、抗うつ薬や抗不安薬などの薬物治療は功を奏さないことが多いように思います。人格障害に対する薬物治療と同様に、症状に応じた対症療法的な治療スタイルに終始することが一般的です。それゆえ、昔ながらの従来のうつ病治療では、主役であったはずの抗うつ薬を用いた薬物治療が脇役に甘んじてしまいます。そして、カウンセリングが主役に躍り出ることになります。しかしながら、すべての新型うつ病に当てはまるわけではなく、抗うつ薬が昔ながらの従来のうつ病と同様に劇的に効果を示す新型うつ病も、まれならず存在することも事実です。いずれにしても、うつ病の治療は、個々のケースによって細かく吟味することが肝要です。

抗うつ薬を用いた薬物治療は鍵と鍵穴の関係？

一般に、うつ病に対する精神医学的な治療には、抗うつ薬や抗不安薬などの①薬物治療、②心理カウンセリング、③環境調整、④刺激から遠ざけ休息を取るなどの方法があります。うつ病にもいろいろなタイプや原因があるので、状況に応じて治療方法の使い分け、あるいはいくつかの治療方法の効果的なコンビネーションが必要になります。

以上は、うつ病治療の基本的な考え方ですが、新型うつ病では抗うつ薬などを用いた薬物治療の絶対的な効能は期待できないことが少なくありません。薬物治療が適していないというのではなく、必要最小限の少量でもって、対応できる範囲で適切な対処が必要です。まったく効果を示さない、あるいは薬物治療を実施するほどのレベルではないくらいの軽症のこともあります。いずれにしてもケース・バイ・ケースであり、状況に沿った適切かつ迅速な対処が望まれることは言うまでもありません。

これに対して、昔ながらの従来のうつ病の場合、ＳＳＲＩ（選択的セロトニン再吸収阻害剤）やＳＮＲＩなどの21世紀の最新型の抗うつ薬が効果的であることもあれば、20世紀に流行したクラシックな抗うつ薬（三環系、四環系抗うつ薬など）が効果的なこともあります。これはまだ解明されていないのですが、各人の遺伝子構造などに関与しているのかもしれません。鍵と鍵穴の関係のように抗うつ薬に関して言えば、合う合わないの差は想像以上に大きいものがあります。合わない抗うつ薬を延々と何年も服薬し続けて、「どうも変だ。セカンド・オピニオンを受けてみてはと知人に言われたので」という理由で来院し、過去の抗うつ薬をチェックしてみると、効果的であるとされる上位ランキングの抗うつ薬が試されないまま何年も過ごしてきたということもしばしばです。

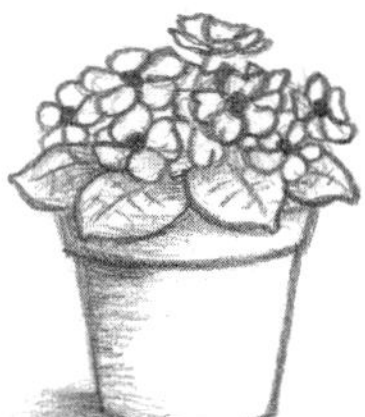

第5章

新型うつ病と
上手につき合う方法

第4章までの各章では、新型うつ病が一体どういうものなのかに関して、詳細に昔ながらの従来のうつ病や新型うつ病と鑑別を必要とする心の病と比較検討することを通じ論じてきました。読者の皆様方には、新型うつ病のアウトラインがかなり明確になってきたものと思っています。

そこで本章では、会社の同僚、上司、家族、知人・友人のために、新型うつ病患者さんに対する基本的な接し方を論じることにします。

1　会社の同僚、上司、家族、知人・友人の基本的な接し方

(1)　話をていねいに聞く

①精神的に距離が近いところにいる人は話を聞きたくても聞けないことがある

新型うつ病患者さんへの基本的な対応をひとつひとつ検討していきましょう。

一番の基本は、心理カウンセリングを学ぶカウンセラーの卵が学ぶことと同じであり、新型うつ病患者さんの話を丁寧に聞いてあげることです。これはカウンセリング技法の中でも基本中の基本になります。聞いてあげないといけないとわかっていても、家族のように身内同士の場合、つい口調が厳しくなり、「どうして会社に行かないの？　すごく元気そうじゃない。仮病なの？　こんなことではクビにされても文句言えないよ」などとあたかも仮病を装い、わざと会社をずる休みしているかのように指摘してしまいます。本人からしてみれば、「仮病ではなく、本当につらいのに誰もわかってくれない……私

はどうしたらいいんだろう……会社に行かなくてはいけないことなんて百も承知だけど……会社へ行こうとすると調子が悪くなってしまう……」「前の日の夜はあんなに調子がよかったのに……どうして……」ということになってしまいます。

第三者の場合、家族とは違って、少し距離を置くことができますから、本人の意見や意向を丹念に聞くことができます。それゆえ、知人や友人、あるいはカウンセラーに話を聞いてもらう機会を作るのもいいかもしれません。知人や友人であればこそ話せる内容もあれば、完全な第三者であるカウンセラーであるからこそ話せるような内容もあります。新型うつ病の患者さんを抱える家族の方々は、さまざまな角度から本人の考えをチェックする必要性があるように思います。どうしても精神的に距離が短く、絶えず接近した状態にある家族には甘えやわがままが出やすいので、イライラや八つ当たりのような形で不安や葛藤を表現したりすると、家族の中でさまざまな衝突があちらこちらで起きやすくなります。

②普段から話を聞くことができているかどうかも重要である

家族の中で、あるいは会社の中で問題が生じたときだけ都合よく話を聞いてあげるという姿勢は虫がよすぎます。普段から家族内、あるいは会社内で十分に風通しをよくするようにコミュニケーションを取っていないと、困ったときだけというのではなかなか意思疎通を図るのは難しいように思います。

たとえば、ある会社から、産業医契約ではなく、毎年社員のメンタルケアのチェックをしてほしいと依頼されたことが数件ありました。従業員が50人以上いる会社では必然的に産業医の資格を有する医師と契約し、社内のメディカルチェックやメンタルチェックをする義務が法的に制定されています。そういうものではなく、会社の人事課などがメンタルケアに着目し、定期的に社内のメンタルチェックを行うことを推奨しているような会社では、新型うつ病で苦しむ社員は出たとしても、速やかに対応して大事に至ることはそうないように思います。ところが、ぼろ雑巾のように使い捨てを普通とする一部の外資系企業や代わりのいない少人数で構成されるベンチャー企業では、新型うつ病の存在そのものを認めない可能性があります。すなわち、わがままと切り捨てる会社です。幸いにも多くの国産企業では、外資系企業や小企業とは違って、産業医が社員のメンタルケアを十分にチェックしているようです。

③余計なことを言わないでただ黙って聞いてほしいこともあれば、適切なアドバイスやコメントも欲しい？

心理カウンセリングでは、クライアントから話を聞く場合、大きく二つのパターンに分類できます。ひとつは、カウンセラーが余計なことを一切言わないで、クライアントの話を黙ってひたすら聞くことに徹するというものです。もうひとつのパターンは、「ただ単に話を聞くだけなら、彼や彼女、友人で十分」「話はもちろん聞いてほしいが、話を聞いてもらいながら、その場に即した適切な意見やアドバイスをしてほしい」と要望を出すクライントもいます。

前者は、「話を聞いてくれるなら誰でもいい」という場合であり、かなり追い込まれた状態であることが多いようです。こういう心理状態を言葉で表現できるのであれば、追い込まれていたとしても、適切に対応すれば大事に至らないように思います。後者も、話を聞いてほしいという意思表示のうえに、意見を述べてほしいという訴えがあり、納得できる意見やコメントなら聞く用意ができているという状況であり、やり方次第では十分に対応可能な状態と言えます。

人の話を聞ける人は、過去に自分の話を十分に聞いてもらった経験のある人である

カウンセラーの資格にはさまざまなものがありますが、その中で臨床心理士という最も認知度の高い資格があります。資格試験は年々難しくなり、重箱の隅をつつくような問題が増えているようです。その結果、知識は十分にあるけれど、「人間的に見て？……」、あるいは「人の話を満足に聞けない人が合格しても……」という問題を抱える人が増えているような気がします。つまり、実践の場では「とても使えない」という臨床心理士が少なからずいます。

一般に過去の体験、とりわけ両親との関係において、話をじっくりと聞いてもらえなかった人は、もらった経験がないので人の話を満足に聞くことができません。それでも無理をして人の話を聞かないといけない職種であるカウンセラーになった場合は、ある意味悲惨かもしれません。なぜこういうことを言うかといえば、過去に話を聞いてもらうことのできなかったトラウマをもつ若者で、カウンセラーを目指して頑張ってカウンセラーになったという経緯を持つ人が増えてきているからです。

「犬が昔ながらの従来のうつ病であり、猫が新型うつ病に近い？」（67ページ参照）で少し触れたかと思いますが、犬を飼う人の中に、自分を犬に投影させて、自分で自分を可愛がるという人がいることを述べました。カウンセラー志望者の中にも、昔、話を聞いてもらえなかったために、同じように苦しむ人たちの話を聞いてあげたいという人がいます。そういう人たちは、クライアントの心の中に自分と同じような心理状態を見つけ出し、そのクライアントに自分がしてほしかったことをしてあげることを通じて、過去のつらかった自分を癒そうと無意識レベルで行おうとしていることがあります。これは何もカウンセラーに限ったことではなく、社会福祉の世界に進む若者の中にも、ボランティアに励む若者の中にもいます。彼らは本当は自分が昔してほしかっただけに、同じ境遇の人たちを見ると「どうしてほしい」かを人以上に察知できます。それだけで終わらず、人の中に自分自身を見出し、その人たちを助けながら、昔の自分を癒すのです。

④愚痴をこぼせる人が3人以上いれば、ストレスに勝てる

新型うつ病の人たちは、人に話をじっくりと時間をかけて聞いてもらった経験が乏しい人が少なくありません。だからこそ、話を十分に聞いてあげるだけで効果を発揮できるのです。一般に愚痴をこぼせる人が周囲に複数いれば、精神的には安定可能であり、多少のストレスに打ち勝つことができます。不安や葛藤が激しく心の中に渦巻いているからこそ、それらの葛藤を言語化して心の外に吐き出す作業が

有効になります。

一般にカウンセリングを希望するクライアントの80％以上が女性です。男性の場合、「話をすることがないから、カウンセリングなんて必要ないし……何を話せばいいかわからない……」とカウンセリングに対して困惑しか示さない人も少なくありません。これに対して、女性のクライアントの多くは、「聞いて、聞いて……」のスタイルの人であり、話をゆっくりと落ち着いて聞くという作業がきわめて大切なのです。新型うつ病の多くもそうした女性であり、基本中の基本である傾聴はとても重要なプロセスのひとつと言っても過言ではありません。

それゆえ、騙すつもりはありませんが、だまされたと思って新型うつ病の人たちには傾聴に終始していただくといいように思います。

以下に、二つのコラムを用意しました。いずれのコラムも話をじっくりと聞く際に、女性の新型うつ病と男性のそれがいかに違うか、またいかなる点に留意すべきかの参考になるかと思います。

男性は理論、女性は感情

新型うつ病の患者さんに話を聞くとき、あるいはカウンセリングを行う際、新型うつ病の患者さんが男性であれば、論理的に理路整然と理詰めで話を進めていくのが効果的です。

これに対して、あまりにも理屈で話を進めていくと、「私のことを全然わかってくれていない……理屈ばっかりで私の親と同じじゃない……」と言われかねないのが女性の新型うつ病です。それゆえ、男性の新型うつ病には、理論武装しつつ話をじっくりとゆっくり進めていくのがコツであり、女性の場合は、「これほどあなたのためを思って、こうやって話を聞いているんですよ」ということを非言語的に表現しながら、話を十分に聞き、しかも十分に聞いてもらったという印象を与えることができるかどうかがポイントになるように思われます。

デパートは女性のためにある

全国に三越、伊勢丹、高島屋、松坂屋などを始め数多くのデパートがあり、昨今の不況でデパートの客足は決してよいとは言えないかもしれませんが、デパートには面白い現象があります。男性にしてみれば、デパートはあまり心地よいところではありません。これに対して、女性にしてみれば、とくに買い物好きの女性の多くはデパートは大好きであり、デパートで一日中時間をつぶすことが可能である人も少なくありません。それよりも興味深い点は、デパートで何か品物を探していると、女性の売り子さんが近づいてきて「お探しのものは見つかっていますか？」などとやさしく尋ねてきます。男性の場合、そういう女性の売り子さんが苦手であることが多く、「一人でじっくりと品物を見せてほしい」と思うことがほとんどです。これに対して、女性は近寄ってくる女性の売り子さんとのやり取りが楽しいと感じる人が多く、「これはいいかもしれませんね」などと言われながら、品物を決定するプロセスを楽しみつつ、迷うことにも楽しみを見出します。ただ、それが「わずらわしくて嫌だ」という女性もいますが、たいていはデパートでの買い物は女性にとって至福のひとときかもしれません。ところが、男性の場合、迷って買い物をするのを好みません。迷って「ああだ、こうだ」というのが面倒臭くて嫌だというのが男性です。

見方を変えれば、売り子さんがお客さんにカウンセリングしているようなものです。お客さんは自分の話をじっくり聞いてもらって、自分の好きなように自分だけのために楽しい買い物に時間や空間を使いたいのでしょう。そういう作業が嫌な男性は、どうしても話を聞いてもらいたいという気持ちさえ持たないかもしれません……。

(2)　共感する態度を示す

この共感的な態度に関しても、カウンセリングを学ぶ者にとっては基本中の基本です。ところが、10年以上カウンセリングの仕事をしているカウンセラーでも、十分に共感的な態度ができない人は多数存在します。言葉やその意味は理解しても実際に実践できるかどうかはまったくの別物です。

前項で述べました傾聴と同様に、共感的な態度でもって幼少期から育てられた経験を多く持つ人ほど、共感的な態度で人に接することができます。なぜなら、普段の日常生活の中で、共感的な態度で人に接することを、意識しないで自然に習得しているからです。わざわざ学ぶ必要性がないのです。こういう人は両親に感謝すべきかもしれません。これに対して、共感的な表現の少ない、あるいはそれが下手な親に養育された場合、人に対する共感的な態度は、適切に、あるいは相手に納得させるような形で表現できません。つまり、専門的に共感性の重要性を学んできたカウンセラーであっても、共感することの大切さを身に染みるほど体感しても、それがカウンセリングの中で実践できていないことも頻繁に起こり得るということです。

新型うつ病の患者さんに共感をもって接することが重要であるのは、その患者さんに「あなたのことを十分に理解しようとしているんですよ。安心してください」と無言で訴えることができるからです。いくら言葉で訴えても、「所詮、言葉だけでいいように言われても……それって本当なの……そんなふうに思っている表情をしていないように見える……」と思われたのではどうしようもありません。それなら、言葉で伝えて嘘のように思われるより、体感してもらえるような話の聞き方ができれば言うことがないように思います。どうしても人の声の大きさ、トーン、リズム、表情などはもとより、熱心さ、誠実さなどは如実に表に現れます。「共感的な表現は苦手だけど、心の中はそうでもないんだ」と言っても、人の気持ちを察知する能力に問題があるかもしれない自己愛傾向の強い新型うつ病の患者さんには伝わり難いかもしれません。

よくある話ですが、上司が新型うつ病の女性患者のことを心配していろいろと相談に乗っているのに、その女性からしてみれば、それは相談ではなく、パワハラであるといいます。このような見解の解離は決して少なくありません。新型うつ病患者さんの場合、すでに述べたように職場でひどいことをされたかのように訴えることもあり、どれが真実なのか明確にできません。できないからこそ、主観的に都合のいい解釈をして、それを涙ながらに訴えることもできるのです。それゆえ、共感的な姿勢でもって部下に接しているという上司がいたとしても、それがどこまで共感的なものとして新型うつ病の患者さんに認知されているかは甚だ疑問なのです。

メンタル系の客室乗務員がカウンセラー？

人に共感的に接したり、人をもてなしたりする接遇、いわゆる「おもてなし」であるHospitalityは、日頃の対人関係において、いかに相手に対して思いやる気持ちを持っているかなどの積み重ねが大きく関与しているように思います。たとえば、客室乗務員（Cabin Attendant, AC）がサービスをします。カウンセラーもＡＣと同様にメンタル系のおもてなしができないと実践においてなかなか役に立ちません。医療も今はサービス業のひとつであり、カウンセラーであればメンタル系のＡＣそのものです。学歴があり、プライドの塊のような人の場合、クライアントをもてなすことはとても期待できません。カウンセラーとしてのメンタル系のおもてなしが必要とされる時代です。

たとえば、カウンセラーを求人広告に出すと、いろいろな大学を卒業した臨床心理士の資格をもった人たちが応募してきます。そのたびに重視しているのは、カウンセラーとしての知識や経験はもちろん重要なファクターですが、それ以上に書籍などでいくら勉強してもできない、先ほどのおもてなしがそうです。もうひとつ重要な点は、その人がこれまでの人生経験で積み上げてきた、人としての共感的な対応です。共感的な対応を適切に取れる人は、初めて会った瞬間から、人に安心感を与えるような物腰のやわらかい雰囲気をかもしだしていることが少なくありません。そういうカウンセラーなら、どこの職場でも喉から手が出るほどほしい人材ですが、数百人にひとりいるかどうかです。

心理カウンセラーの業界にも、ANAやJALの優秀なACのように、誰からも喜ばれるおもてなしができる訓練所のようなものがあればいいと切に願っています。そのようなカウンセラーを探しても、滅多にそういう人がいないのが現状であり、どちらかと言えば、自分の精神的トラウマを治すためにカウンセラーになったような自己愛的な人がやたら多いような気がします。現時点においては、臨床心理学に関しては20年から30年は米国に遅れを取っていると言わざるを得ません。

(3) ほめて育てる

一昔前までは厳しく叱咤することを通じて、新入社員の教育が行われていました。ところが、最近の若者の場合、今さらここで言う必要はないかもしれないですが、叱られることに耐性が極端にない人が大勢います。少しでも厳しいことを言われると、「パワハラだ。セクハラだ」と大騒ぎします。中間管理職の人たちはそれこそノイローゼやうつになっても不思議ではないと言える時代です。

今は、嘘でもいいから、ほめてモチベーションを高め、ヤル気を起こさせる方法が重要という時代になっています。とりわけ、精神面の発達途上にある子どもたちは明らかにその傾向があります。子どもの場合は、どうしてもほめながら育てるということになります。

ところが、新型うつ病というまったくの新種のうつ病が多数を占めるようになった昨今では、自己愛的で精神的な発達は未成熟で、年齢に比して幼い新型うつ病になりやすい若者も、子どもたちと同様にほめて育てるという作業がより必要ではないかと思われます。見方を変えれば、新型うつ病患者さんたちの人としての存在価値を周囲が認め、自分自身の存在価値を確認させる作業も重要な治療的行為ではないかということになるかと思います。これは次項以降に深く関係してきます。

(4)　否定する言葉は禁句

前項に密接に関係していますが、存在価値を認めるということは、新型うつ病の患者さんたちを否定するような言葉がけはしないということにもなります。子どもであればあるほど、人に否定されるともろく崩れてしまう傾向がありますが、新型うつ病の患者さんも否定されることに対する耐性はとても弱くて低いのです。とくに性格や人格に関わる事柄に関して否定的な言葉は控えるようにしましょう。

(5) 攻撃性を受け止める

新型うつ病では、不安や精神的葛藤が強いために、それらを防衛するために周囲に対する攻撃性として表現されやすいことはすでに述べました。攻撃性と類似の症状が、イライラ感であり焦燥感です。しかもその攻撃性のベクトルが自分ではなく、外に向くことも述べました。周囲の人たちはその攻撃性を向けられるとたまったものではありません。そのために対人関係を構築するのも苦手になりがちです。

攻撃性は不安の表現でもあります。すなわち、攻撃性を受け止めるということは、不安や葛藤を受け止めることと同じことであり、それはこれまで述べた、①ていねいに聞く（傾聴）、②共感的な対応をするなどの実践そのものです。したがって、表現型こそ周囲の人たちに対する攻撃性ですが、それを受け止めることが新型うつ病の対応そのものになるわけです。

(6) 適当な距離を取る

これまで述べてきたことは、新型うつ病の患者さんが嫌なことを言い出しても黙って受け止めることが肝要であるということを間接的に言ってきたことと同じです。しかしながら、四六時中それらに耐えることは不可能です。またそれでは周囲の人たちのほうが精神的に参ってしまうこともあるかもしれません。

新型うつ病の患者さんが発する火の粉をかぶらないようにするためには、それらの人たちとの精神的、物理的距離を取り、大やけどしないように努めることも欠かせません。あまりにも距離を取りすぎると、新型うつ病の患者さんたちは「自分たちを無視している……避けている……」などと不平不満を訴えないとも限りません。そういう訴えが出過ぎないレベルまで距離を取るのもいいでしょう。そのことが新型うつ病の患者さんと長くつきあう方法のひとつかもしれません。

(7)　居場所を探す

新型うつ病の患者さんは、「自分の居場所がない……」としばしば訴えることもあれば、それに近いことを別の表現で訴えることもあります。自分の安住の地がないことは精神的にストレスになります。それゆえ、職場の上司や同僚、家族の方々は居心地のいいポジションを与えることも大きな意味があります。誰でも職場に自分のデスクがあれば落ち着きますが、自分の定位置がないと精神的には不安定になるのは当然のように思います。

(8)　存在意義を見つける

自分の存在意義を見つけるということは、先ほど述べた自分の居心地のいい居場所があるということと同じ考えです。新型うつ病の患者さんの中には、周囲から否定され、自己の存在意義を感じられない状況に陥っている人が大勢います。新型うつ病の患者さんの訴えをていねいに聞きながら、時折共感的に接しつつ、一体何が精神的に苦しいのかという本音の部分を引き出すことも必要になります。そういう作業を行っていると、「正当な評価を受けていない」「自分が（会社に）いなくても同じだ」「消えてしまいたい」と訴える人を少なからずみかけることができます。その際に、あなたの存在は〇〇〇という意義があるのでは？　と冷静に考えて、その存在意義をいっしょに探すことはとても大切です。マイナス面に目をつぶって、プラス面にのみ光を当てていきましょう。

(9)　多少の励ましも欠かせない（軽く背中を押す）

この点に関しては、これまでに何度も触れてきたように思いますが、頑張るだけのエネルギーを持っているのが新型うつ病であり、周囲が「頑張れ」などの励ましの言葉をかけてもそれに応えるエネルギーは持っています。しかしながら、客観的にみて、たとえ頑張るだけのエネルギーを持っていたとしても、本人は「これ以上は頑張れない……」と励ましの言葉を重荷に感じることもあります。

それゆえ、理論上は多少の励ましは可能です。ただし、本人には「頑張れ」という直接的な励ましの言葉を使わずに、しかも精神的に苦痛を感じさせないように、軽く背中を押して、少しずつ動けるようにしないといけません。これにには多少のコツがいるかもしれません。これまで述べてきたように、直接的に話をもっていくのではなく、最初は共感的な態度でもって、話をじっくりと聞き、「自分のことを十分に理解してくれているんだ……」という認知を与えながら、決して相手を否定しないで、ソフトな感じでやさしく「これするのもいいかも」、あるいは「こういうやり方もあるかもしれない」などとさまざまな可能性について検討する必要性があります。

この際に注意しなければならない点は、決して命令口調にならないように、そして相手を否定したり、攻撃的な見解を述べずに話し合う必要性があります。

カウンセリングにもシンクロナイズは欠かせない？

かつて日本のシンクロナイズド・スイミングはオリンピックで必ずと言っていいほどメダルを確約できる競技でしたが、最近は中国やスペインなどの台頭もあり、そう簡単にメダルを取れるような状況ではなくなりつつあります。

どうして今シンクロナイズド・スイミングの話が出るのかと言えば、カウンセリングなどの人と人のコミュニケーションにおいてもシンクロナイズ、すなわち感情や情緒のシンクロナイズ（同期化する）を行うことはとても重要な要因になるからです。

たとえば、いつもニコニコしている人がいて、その人がそばにいるだけで周りを明るくできる、ひまわりのような人がいるとしましょう。その人の明るさに一瞬でも触れると、周りの人たちはスイッチが入ったかのように明るくなれます。逆に家族の中で激しく怒っている人がいると、周りもいい気分にはなれません。つまり、ある集団の中である人が何らかの感情を外に出した場合、人間は無意識にその感情にシンクロナイズしてしまうことがあります。それは人間の適応能力の高さの現れでもあるのです。日本人の場合、欧米人に比べて自己愛的な傾向は弱く、自己犠牲的な精神を持ち合わせていて、しかも周囲への気配りにも長けているためにシンクロナイズしやすい国民性であると考えられます。

新型うつ病の患者さんの場合、気分のアップダウンが激しく、周囲の人たちを巻き込み、対人関係を粗悪なものにしてしまうことがあります。周囲の人たちの性格がマイペースな性格であり、あまり巻き込まれないタイプであればいいのですが、巻き込まれないにしても多少なりの影響は受けるように思います。周囲の人たちは、すでに述べたように、適度な距離を取ることで巻き込まれ過ぎないようにすることも大事です。共感することの大切さを述べましたが、感情のシンクロナイズという観点からみれば、新型うつ病の患者さんの感情に上手にシンクロナイズして、相手の気持ちをやわらげることが共感ということになるわけであり、共感的な対応や感情の適度なシンクロナイズは、新型うつ病の患者さんへの対応においてとても重要な事項であることは言うまでもないことです。

⑽ 長所を強調する

これもこれまでに述べてきた内容と重複する点が多いのですが、相手を否定したり非難したりすることは避けて、長所をほめながら、モチベーションを高めるという点ではまったく同じことになるかと思います。

⑾　心療内科の受診も考慮する

以下は心療内科や精神科などの医療機関を受診していない段階での新型うつ病患者さんの対応になります。家族や会社ではどうしても心理的に距離が近くなり、精神的な葛藤が膨れ上がり、余計な摩擦が生じることがあります。客観的に第三者にどう見えるかも含め、チェックするためにも医療機関の受診が必要になることもあります。ごく軽症であれば、専門家による判断がより必要になることもあるでしょう。また、うつ病を疑うのであれば、一度気軽にご相談していただくのも重要のように思われます。

⑿　合うカウンセラーを探す

もし心療内科や精神科などのクリニックや総合病院を受診し、精神医学的な治療の必要性を指摘されたとき、薬物治療とカウンセリングの併用、あるいはどちらか単独の治療が必要になることがあります。どの治療を選択すべきかに関して、専門家の意見を聞きながら、担当医とじっくり話し合う必要があります。

たとえば、患者さんによっては薬の依存性を極端に嫌って薬物治療を拒否する患者さんも多数います。インターネットなどで薬が止められなくて困っている患者さんの情報などを見てしまうと、薬を使うこと自体がとても怖くなり、初診の段階から薬にひどいアレルギーをもっている方もいます。あるいは「漢方なら……」という人もいます。

そしてカウンセリングによる治療を求める患者さんは女性に多く、新型うつ病の場合は両者の併用が最も望ましいのですが、①臨床心理士などの心理カウンセラーがいるが常駐していない、②非常勤のカウンセラーさえもいない、③カウンセラーはいるが1人か2人しかいなくて、その人たちのカウンセリングは合わないということもあります。大学病院や総合病院には大勢の心理カウンセラーがいるように思われがちなのですが、心理カウンセラーの心理職の枠が限られており、1人しかいない大型病院もたくさんあり、流れ作業としての薬物治療を行うのが精いっぱいという大学病院や総合病院もあります。

しかしながら、カウンセリングのみを行う特化した心理治療だけでは心細い面もあり、やはり専門家の医師による診断を仰ぐことは重要ではないかと思います。

⒀　適量の薬物治療も必要

新型うつ病患者さんの性格傾向そのものを改善する薬物は存在しませんが、抗不安薬やSSRIなどの抗うつ薬を用いることによって、不安、緊張、そして恐怖心を軽減させることで、二次的にこだわりを軽減させることは可能です。総じて、性格的に淡白で物事に不安をあまり強く感じずにこだわりが少ないタイプの人は、この種の薬剤を服用しなくても元々の性格でやっていけるのですが、新型うつ病の患者さんを始め、周囲の言動が気になる、あるいは自律神経症状を呈している場合、先ほど述べた抗不安薬やSSRIなどの抗うつ薬が威力を発揮します。

これらの薬剤を服用した患者さんたちは、細かな事を気にする性格が淡白になりこだわりが減り、一見性格が変わったかのようになります。それゆえ、薬物治療によって新型うつ病患者さんの症状は十分に軽快します。しかしながら、多くの薬剤量が必要なことは滅多にないように思います。

一般的に意欲の低下を治すための亢進を促す作用を持つ抗うつ薬や活動性を高める抗うつ薬は、セロトニンの代謝回転を高めることで抗うつ作用を発揮しますが、新型うつ病にはあまり期待できません。

⒁　刺激から遠ざけることも大切（異動も考慮する）

これまでに家族や会社の上司、同僚などの方々にもできるだけ応用の効く形で、新型うつ病の患者さんに対する対処法に言及してきました。新型うつ病の患者さんには、薬物治療、心理カウンセリング、十分な休息に加えて、環境調整もとても重要な役割を果たすことがあります。たとえば、会社のある部署で怒鳴り散らす上司がおり、しかもひどいいじめにも遭っていたとしましょう。その上司から遠ざけることは、症状をこれ以上悪化させないためにも必要不可欠な対処のひとつです。結果として休職し、症状は軽減しました。しかしながら、当初の数か月の休職期間は終了し、復帰の段階になったとき、「またあの上司に会わないといけない……でも会いたくない……」と考えたりすることによって消えかかっていた不安が湧き上がるパターンも多いように思います。

とくに女性の新型うつ病患者さんの場合、上司との対人ストレスなどで生じたトラウマが、少しの刺激でフラッシュバックすることも珍しくありません。一般に男性よりも女性のほうが5倍から10倍以上フラッシュバックしやすいと考えていいように思います。

2　いっしょに生活をともにしている家族が勧めたほうがいいこと

(1)　規則正しい生活をしてリズムを作る：昼夜逆転しないようにする、昼寝はしないように努める

昼寝をすると夜間に不眠傾向が出て、昼夜逆転することがあります。日中はできるだけ起きていて、規則正しい生活のリズムを整えることは重要です。食事も同じであり、三食をバランスよく取ることも同様に重要です。

(2)　インターネットやEメールは控える

若者に限ったことではありませんが、インターネットやEメールに嵌まってしまい、一日数時間もパソコン画面の前に座っている人は、世の中に10人に1人はいるように思います。確かにさまざまな情報が入ってきて、検索などを始めとして便利で楽しい側面は多々あるかと思います。

日常生活では出会えないような人たちと出会って見知らぬ世界が広がり、フェイス・トゥ・フェイスでは言えないようなことでもネットの世界ではコミュニケーションを自由自在に取れるかもしれません。しかしながら、ネット上という特殊状況下のコミュニケーションであり、その世界に埋没してしまっては危険であり、ある種の現実逃避になりかねません。

新型うつ病では精神的な苦痛から逃れ、回避したい願望を潜在的に強く持っていることが考えられ、ネットなどの中で展開されるバーチャルの世界に入りやすい傾向があるように思います。それだけに患

者家族はネットなどに多くの時間を費やさないように、ある程度の制限を加えるなどルール（あるいは、決まり、約束事など）のようなものを家庭で作成し、お互いにそのルールを順守するようにしたほうがいいかと思います。

(3)　ゲーム類も控える方向へ

若者の場合、オンラインゲームを始め、ゲームの世界に没頭、埋没している人は少なくありません。ゲームに夢中になっているときは、現実を離れ、別世界に興じることができ、幸福を感じることができるかもしれません。そうなってくると、両親を始め家族がいくら注意しても言うことを聞かない状態になることもあるでしょう。これもまた家族内でルールなどを決めてある程度の制限をかける必要性があるように思います。

(4)　行動記録を残す：日記をつけるなど

新型うつ病の患者さんに限ったことではありませんが、心身の状態が芳しくないときは、しばしば自己の心身状態に関して客観的な視点で見ることができなくなっていることがあります。「自分は冷静な目で自分をジャッジしているつもりなんだけど……」「そう言われれば、そうかな……」と第三者に指摘されてハッと気づくことがあります。

そういったことを防止する意味においても、自分の行動記録を30分単位、あるいは1時間単位で記録に残してみましょう。その記録を見ていると、自分でさえも気づいていない何かに気づくことがあるかもしれません。もし可能であれば、行動に関する詳細な記録に加えて、気分の変化に関してもコメント程度でいいから付記するのもいいでしょう。記録方法は本人がやりやすい方法でいいかと思います。

重要な点は、自分自身を冷静に客観的な目で見つめ直し、修正すべき点がないかどうかなどを始めとして内省することのように思います。そういった些細なことが契機となり、病状が好転することもあるからです。ごく普通だと思っていた日常生活の中に意外に大きなヒントのようなものが隠されていることもあります。

(5) 運動などでリフレッシュする：スポーツクラブで汗を流す

一般にうつ病などの心の病のために数か月間、自宅で静養し、何もしないでじっとしていると徐々に体重が増えて太ってくることがあります。十分な休息を取るという第一目標を達成することが重要であり、休職期間中に数キロ太ったとしても、職場復帰後に減量することはそう難しくないように思います。

昔ながらの従来のうつ病ではエネルギーが完全に枯渇しており、自宅で休んでエネルギーをチャージすることが仕事のようなものです。バッテリー切れの携帯電話を充電中に使うことは、よほどの緊急を要するとき以外はないのと同様に、充電器に接続したままじっと待つのが普通です。

ところが充電がそろそろ終わりに差しかかると、少しずつリハビリテーションに入ることが求められます。最初は、自宅近くの数分間の散歩程度で十分です。外気を吸って気分をリフレッシュしたいように思います。それも慣れてくると今度は、軽く汗をかけるような運動も少しずつやっていきたいものです。それには、たとえば自宅近くに市民レベルの公的な施設があれば、そこを利用するのもいいかもしれません。あるいは、多少は費用がかかっても、スポーツジムやスポーツクラブのような施設に入会し、少しずつ身体を動かすのもいいかもしれません。女性にはヨガがとても人気があります。プールのあるスポーツジムならば、泳がなくてもいいですから、水中をゆっくりと歩くのもとても効果的な運動になります。いずれにしても最初は1時間、慣れてくれば数時間、スポーツジムで身体をほぐし汗を軽くかきましょう。その後のそう快感はもちろんのこと、汗をかくことで体内の毒素が排泄され新しい水分を取り入れることで、理想的な新陳代謝が進み、身体も健康的になるばかりか、身体がとても軽く感じることができるはずです。ただし、軽い運動でひどい疲労感を覚えるようなレベルでは、まだ自宅で充電に専念したほうがいいかもしれません。

(6)　ヨガなどのリラクゼーションも勧める

先ほどスポーツジムで汗をかくことを勧めましたが、女性に大人気のヨガは、筋肉の弛緩作用もさることながら、かなりの発汗作用も持っています。男性でヨガを希望する人は非常に少ないですが、女性は筋トレやランニング、ジョギングよりもヨガなどのソフトなものを選ぶことが多いように思います。

ヨガによって全身のあちこちの筋肉が弛緩できますので、不安や緊張を抱えやすく筋肉の緊張を持ちやすい新型うつ病の患者さんにしてみれば、ヨガは筋弛緩作用を有するさまざまな抗不安薬の代役を担うような感じになります。その一方、水泳は全身運動であり、全身の筋肉の弛緩を促し、これもまたとてもいい効果を示します。しかも有酸素運動ですから、より好ましいように思います。

(7) 自宅から近いところの散歩も効果的！

先ほど少し触れましたが、自宅で犬を飼っているようでしたら、犬の散歩のついでに30分から1時間ほど、ゆっくりと散歩をしてみましょう。1日2回朝夕の散歩は生活リズムを整える意味でとても効果的です。

(8) 図書館などの静かなところで読書する

スポーツジムやスポーツクラブなどで身体を動かし汗をかきリフレッシュできるようになれば、次は実際に会社で仕事をしているのと同じようなことができるかどうかのシミュレーションが必要になります。

最もよく使われるのが、会社近くの公的な図書館で半日、あるいは1日時間を過ごす方法です。朝出勤と同じ時間（最初慣れるまでは1、2時間ほど時間をずらして）に同じ電車に乗り、会社のある駅で降り、そこから通うことができる図書館に行きます。会社の終了時間の頃に図書館を出て、同じ経路で帰宅します。これは、ひとつのパターンにしか過ぎませんが、会社に復職する直前1か月間、身体を慣らす意味においても大切なリハビリテーション・メニューのように思います。会社によっては、何もしないでいいから1日デスクのある椅子にすわってみるという方法を取ることもありますが、何もしないのは結構精神的に苦痛を感じます。

以上はリハビリテーション・メニューのひとつとしての図書館利用の方法です。公的な図書館の職員の方々がこのような文章を見ると、企業の産業医や心療内科医が図書館をリハビリテーション・メニューの一環として使うことに心地よく思わないかもしれません。なぜならリハビリテーションではなく、本当に図書館を利用したい人のための図書館が本来の役割だからです。それゆえ、図書館ではなく、会社近くのコーヒーショップやハンバーガーショップなどでゆっくりとコーヒーでも飲みながら時間を過ごすのもひとつの方法です。

3　会社の上司や同僚が心がけないといけないこと

(1)　被害的な考えを刺激しない：メールや電話などの連絡は最低限にする

新型うつ病の患者さんの特徴のひとつとして、周囲の人たちの視線が気になったり、どう思われているのかとても気にする傾向が強く、しかも些細な一言で傷つきやすい傾向があることは繰り返し話をしてきました。

それがあるだけに休職中などにはとくに不用意な、余計なメールや電話は極力さけてほしいように思います。周りの会社の人たちは気を遣っていたとしても、新型うつ病の患者さんにしてみれば、感受性が強すぎて周囲の人たちの親切を正確に感じ取れずに、被害的に解釈してしまうことが少なくありません。とくにEメールではなおさらです。用件のみであっても被害的な解釈によりトラブルに発展することがありますので、休職中は後に残るようなEメールなどの連絡方法は避けたほうが賢明です。

(2) 予期不安を増強させないようにする：あまり先の話をしすぎないようにする

誰でも一度重大なミスをすると、次に同じような状況が予想されると、「同じようなミスをしないようにするには……またミスしたらどうしよう……」と不安や葛藤が心の中に渦巻きます。これは予期不安と呼ばれる類の不安であり、これらの不安は誰の心の中でも生じます。不安や緊張が強い新型うつ病の患者さんであれば、より強い不安を抱える傾向にあるので、予期不安を刺激するようなことは極力避けたほうがいいように思います。

予期不安は一度火がつくとスイッチが入り、その火が消えるまで多少の時間を要します。予期不安のスイッチが入らないようにすることが肝要ですが、予想もしないところでスイッチが入ってしまうので、周囲は気をつけていたとしても限界を感じさせられることもしばしばかもしれません。

(3) 根気強くあせらずじっくりと……

昔ながらの従来のうつ病では、会社を休むことに慣れていないこともあり、休職などに罪悪感を感じることは少なくありません。つまり、うつ病の患者さんには「休んで心身の休息を取ることが今行うべき仕事なんだよ」ということを理解してもらう必要があります。

これに対して、新型うつ病の患者さんは無理して休むことはしなくてもいいことが多く、「休むことが仕事である」ということを言えば、それこそ「その言葉を待ってました」ということになりかねません。だからと言って、励ますと「もうこれ以上頑張れないのに……ひどい……」と涙ながらに訴えてくることもあり、少し距離をあけて様子をうかがってみましょう。自分から頑張ることができるようになるのをじっくりと待つことも必要です。「急いては事を仕損じる」ということわざがあるように、あわてずに腰を据えて根気強くやっていく必要があります。

適材適所

すでに述べたように、新型うつ病の患者さんであっても、モチベーションの高い仕事を与えられるととても高い能力を示すことはよくあることです。うつ病であるからレベルの高い仕事をこなせなくなっているのではなく、内容によっては高いモチベーションを維持できないことがあるということです。

新型うつ病の患者さんの場合、高いモチベーションを持てる仕事もあれば、そうでない場合もあり、その差がかなり極端です。マイナス面を強調するのではなく、プラス面を最大に引き出せるように設定することが肝要です。いわゆる適材適所の考えで対処するのもひとつの方法かもしれません。そのためにもこれまで長々と述べてきた、本章における対処法を身につけることが必要になります。

嫌な上司そっくりになるなんて……

会社で同じポジションの仲間が集まって飲み会を開いたりどこかに出かけたりすると、上司の悪口の言い合いになることがあります。普段口に出せない鬱積が一気に爆発することもあるでしょう。これもストレス処理のひとつですが、最近ではどこかで集まらなくてもメールなどの手段をもって悪口を言い合うこともあるように思います。上司の前では営業（?）スマイルでニコニコして何でも言うことに従いますという顔をしておきながら、一度裏へ回ると変身して言いたい放題です。

そういう悪口の言い放題の際に、「ああいう上司にだけは死んでもならないよ」と言っていた人であっても、運悪くその上司と十数年に及んで一緒に仕事をしていると、知らないうちにちょっとした仕草、口調、表情などがそっくりになっていることがあります。本人はまったく気がついていないのですが、第三者の誰かに指摘されたりすると、そこで「え……本当に?……それってうそか冗談でしょ……」と思ってしまいます。

これは心理学的に見れば、人間の適応能力の高さの現れでもあります。たとえどんなに嫌な上司であっても叱られたり怒られたりするのは好みません。本人は無意識に上司に合わせようとしてさまざまな行動を取りますが、幼児が家庭での両親の言動をそっくりそのまま真似て、それを保育園や幼稚園で再現するように、上司とそっくりの行動を示すようになります。見方を変えれば、きわめて原始的な防衛反応のひとつかもしれません。

もうひとつよくあるパターンとして、両親そっくりの言動にどんどん近づいていくという現象もしばしばみられます。さきほど述べた保育園児や幼稚園児とまったく同じパターンであり、知らないうちに母親のコピー版になっていた娘さんなどを始めとして実にさまざまです。

会社や学校に行けなくても、好きなアーティストのコンサートならノープロブレム……

最近、中高生にも新型うつ病の波が襲っています。たとえ学校に行けなくても、大好きなアーティストのコンサートがあるという情報をキャッチすれば、それが大阪、名古屋、新潟のような都市であっても新幹線や夜行バスに乗って参加しようとします。そして、その会場では数時間、飛び跳ね続けることもできるのです。エネルギーは有り余っているのですが、嫌な学校には行けないのです。親からすれば、「アンビリーバブル！」と叫びたくなります。「多少離れていても新幹線で行き、何時間も大騒ぎできるのに、学校には行けないなんて……」とグチをこぼしたくなる気持ちも理解できます。

あまりにも過保護過ぎて、親がありとあらゆることすべてをお膳立てしてきた家庭にみられる傾向でもあります。

上司からすれば親切で注意したつもりでも、パワハラやセクハラと受け止められてしまう……

新型うつ病の患者さんは、上司の言動に関して否定されるような言葉を少しでも浴びせられるとマイナス感情が湧いてきて、被害的な考えにスイッチが入ってしまいます。上司がいくら本人のためを思って言葉がけをしてもマイナスにしか取ってくれないこともあり、世代間に生じた大きな溝のように感じさせることもあるかもしれません。最近は、女性サイドから「パワハラだ、セクハラだ」と騒ぎ立てられると、上司はひとたまりもなくつぶされてしまうこともあるでしょう。それだけに新型うつ病の患者さんにも「怖くて近寄れない……」と訴える人も出てくる時代です。一昔前のように何も言わなくても圧倒的な存在感を漂わせることができる人がいなくなりつつあります。

4　会社の人たちや家族を困らせる言動を考える

(1)「死にたい……」などと自殺をほのめかす

①わが国における自殺件数の現状に関して

わが国の総自殺件数は毎年コンスタントに３万人を超えていることは、マスメディアの報道などで周知のことと思います。ここで言う件数は、自殺で亡くなった人たちの件数であり、自殺未遂を図ったが幸運にも一命を取り留めた人たちは含まれていません。３万人の人たちの中には、統合失調症やうつ病などの心の病で苦しんでいる方が数多く含まれていると推測されています。では、新型うつ病の患者さんが占める比率は？　ということになるとそういう数字は算出されていないので明確なことは言えませんが、単なる推測ですが、ごくわずかであろうと思われます。ただし、今後わが国において新型うつ病がますます急増することは明白ですが、新型うつ病の存在はいかなる影響を及ぼすかはわかりません……。

②新型うつ病にみられる「死にたい……」という気持ち

その最初の理由として、新型うつ病の場合、うつ状態のレベルが軽度であるという点があげられます。うつ状態が軽度であれば自殺しないのか？　ということは言えませんが、一般的にみて自殺未遂は頻繁に起きることはあっても、自殺で亡くなるところまで行き着くことは可能性として少ないように思われます。

二つ目の理由として、女性患者さんは自殺未遂が非常に多く、これに対して男性患者さんの場合は自殺未遂で終わる人はとても少なく、男性で自殺を考えるときは死に至る自殺を遂行してしまう危険性が高いので、若い女性に多い新型うつ病では、自殺未遂は多発するかもしれませんが、死に至ることは少ないように思います。

だからと言って、「どうせ死ぬことなんてないから」「いつも大袈裟に言う」などと高をくくっていると、足元をすくわれて死に至ってしまうこともありますので、十分な注意は常に欠かせないのが現状です。

最も頻繁にみられるパターンは「死にたい……」と涙ながらに訴え、「死にたいほど辛い気持ちをわかってほしい」と強く主張している場合です。「死にたい……」という言葉の後ろに修飾語として、「こういう苦しんでいる私をわかって……」と訴えていることが非常に多いように思います。

③「ヘルプサイン」への対処はどうするか?

ヘルプサインを必死で出しているのですから、わかりやすく言えば、やさしくかまってあげるのが一番です。具体的に言えば、すでに述べたように、①じっくりと話を聞く（傾聴）、②苦しい感情をシンクロナイズ（同期化）させ（共感）、③イライラや攻撃的な言動を受けとめ、④相手の人格はもちろんのこと、言動を否定しないように努め、⑤短所を指摘せずに長所をほめるなどが必須です。その際に、穏やかでもの静かなやさしそうな口調でゆっくりと話すようにしてください。早口、荒々しい、落ち着きのない、攻撃的などは絶対に慎む必要性があります。なぜなら、火に油を注ぐようなものであり、精神状態を悪化させる危険性があるからです。

じっくりと30分から1、2時間も話を聞けば十分です。だらだらと何時間も話を聞かないようにしてください。壊れた時計のように同じ話が何回も出てくるだけで、内容に大きな変化はないこともしばしばです。1時間前後がちょうどいいかもしれません……。

⑵　親切のつもりで注意したとしても「パワハラ、セクハラ……」と解釈されて困り果てている

①確かに辛辣な言葉で罵倒する上司もいるが……

部下に対して当たり構わず怒鳴り散らすなど、いわゆるパワハラを平然と行う上司は少なくありません。多くの場合、男性の上司のほうがパワハラをするサイドになる確率が高いように思います。しかしながら、最近では、40歳、50歳代のキャリア・ウーマンが若い女の子に対して「○○ができてないわよ。さっさとやりなさい。いったい何を習ってきたの。そんなことでは、ここで働くことはできないわよ」「何度言っても同じミスばかりして。私の言っていることをちゃんと聞いているの？」「頭が止まっているんじゃないの？　集中して仕事をしなさい」などと辛辣な注意が飛び交うこともまれではありません。

そういう類の厳しい注意がされると、体育会系の若い女の子であればまだしも、そうでない普通の感じで育った若い女の子の場合、男性の濁声で怒鳴られたり叱られたりすると、精神的に不安を強く感じたり、緊張感がとても強くなったり、強烈に恐怖心を感じても不思議ではありません。1、2回であればまだ何とかなるかもしれませんが、これが続くと、精神的なトラウマが形成され、大きな声を聞くだ

けでドキドキしかねません。そして、「もう嫌だ……」「あの声を聞くだけで寒気がしてぞっとする……」「足音やドアの音がしても想像してしまって怖くなる……」などと訴えたり、あまりの恐怖心で怖くてその人に近づけなくなります。ここまで行けば、精神医学的に言えば、心的外傷後ストレス障害(Post-Traumatic Stress Disorder, PTSD）に近い状態になっているのかもしれません。辛辣な言葉で罵倒に近いことをされると誰であっても嫌な気持ちになって、うつ的になっても不思議ではありません。

②自己否定に極端に弱い

上司がある部下の言動や態度を注意したとき、その注意の仕方が少しきつめないい方だった場合、注意を受けた部下は「私は無能なんだ……何をしてもだめだ……」「でもあんな言い方はないよ……」と泣き出してしまう。あるときは、自分の話を素直に聞いてくれる真面目そうな人をつかまえて、自分は全然悪くないのに、ひどい言い方をされたことを吹聴するような発言をすることもあるかもしれません。

総じて、自己を否定される発言に極端に弱く、他人が自分をどう見ているかを常に気にしています。言い方を変えれば、不安がとても強く、自分に自信がないということになります。自分に自信がない人は、周囲の人たちに、心の中に湧き上がってくる不安や葛藤を抑えるために、無意識に自己の正当性を訴えたり、相手を攻撃することで自分の身を守ったりするようになることがあります。

③いかに心理的援助を行うか?

重要なポイントは、

(a)　誰が見ても明らかなパワハラを上司が行い、それに対して部下の精神面が不安定になり精神医学的な治療が必要になっているのかどうか？

(b)　上司の言動はパワハラではないが、その上司の言動の受け止める方に問題があり、結果としてその人が一方的にパワハラ騒動を引き起こしているかどうか？

です。

(a)と(b)の判別が非常に難しい場合もあるかもしれません。あるときはどちらとも取れるような場合もあるかもしれません。

実際にパワハラであるかどうかという点に関しては会社の組織の中で詳細かつ正確に検討する必要性があり、今回の問題の原点であるがゆえにきわめて重要な点であることは言うまでもありません。しかしながら、本書で問題にすべきことは、パワハラであるかどうかを検討するのではありません。大切な点は、新型うつ病の患者さんがこの種の状況に追い込まれたときに、周囲の人たちは、個々の場合にいかなる心理的な援助が必要であるかを言及することです。

・(a)の場合（パワハラであることが事実の場合）

本当にパワハラであれば、その事実によってうつ状態が惹起されたのですから、パワハラという刺激から遠ざけることは肝要です。部署異動あるいは、うつ状態のレベルによっては休息を取るための休職を考慮することが必要かもしれません。

その際に当人以外の責任ある誰かが、パワハラで精神的に苦しみ、結果として新型うつ病を呈した患者さんに十分な謝罪を行うことも必要かもしれません。謝罪のタイミングはとても重要であり、タイミングを逸すると大変な事態に発展することもあります。

先に謝るのも重要

プロ野球やメジャーリーグの野球を見ていると興味深い光景を目の当たりにすることがあります。ある投手が、ある打者にデッドボール、あるいはそれに近い危険球を投げたとします。現在では、危険球を投げれば即退場というルールになっていますが、身体が資本のプロ・スポーツ選手であれば、なおさら危険球には人一倍敏感です。状況によっては一生を捨ててしまいかねない重傷を負わないとも限らないからです。

ある投手は危険球を投げたとき、帽子を脱ぎ、ていねいに謝罪を示すポーズを取りました。危険球を受けた打者は怒り心頭で、今にもバットを持ったまま、その危険球を投げた投手に殴りかかりそうでした。しかしながら、先にていねいに謝られた打者は、謝っている投手に殴りかかることはできません。もし謝罪のタイミングが少しでもずれていたならば、打者が投手になぐりかかって大乱闘騒ぎになっていたと予測できます。

つまり、謝罪のタイミングが重要であり、できるならば早い段階での謝罪が大切です。しかしながら、こちらが悪くもないのに謝罪をしたのでは、逆になめられてしまいます。ただ、謝罪する必要性があるときは早めに謝罪することに越したことはないように思います。

怒りを鎮める方法って？

怒っている人をいかにして鎮めればいいのでしょうか？

たとえば抗精神病薬の中でも強力な鎮静作用を有するタイプの薬を用いれば、すぐに怒りを抑えることができるので、その場をしのぐことはそう難しいことではありません。確かに精神病レベルの激しい精神症状のひとつとして怒りや攻撃性が激しくみられているのであれば、抗精神病薬などを用いた薬物療法の適用になるかもしれません。

しかしながら、そうでない場合、薬物治療にのみ頼るわけにはいかないように思います。新型うつ病の場合がいい例です。精神病レベルの激しい怒りの感情を呈しているのではありませんが、周囲の人たちに強い攻撃性を示すことが多く、周囲の人たちを困らせてしまうことがあります。

一般的な方法としては、①怒りが鎮まるまで怒らせて、怒りがおさまるのを待つ、②当人の怒りを肩代わりしてあげる、③「怒りすぎたかな……」と思わせる、という三つの方法があります。

怒りや攻撃性は不安の裏返しですが、怒りを表現するにはものすごく大きなパワーを必要とします。つまり、ただ単純に怒りを示すだけで、その人は相当なエネルギーを消費することになります。それゆえ、どんなにタフな人であっても、怒りを延々と表現し続けることは不可能です。怒っている人には持っているエネルギーをすべて消耗してしまうほど怒りを表現させて、結果として膿を出すことが肝要です。「もうこれ以上怒ることはできない……」というところまで怒らせてあげてください。

もうひとつの方法は、怒りのパワーを肩代わりする方法があります。「あなたが怒るのは当然。私だったらあなた以上に怒りの感情をもって怒る。あなたの主張は正しい」などと怒りの表現の正当性、妥当性を認めてあげて、間接的に「あなたが怒るのは十分わかる。私でも同じ。そこまで怒らなくてもいいんだよ」と怒りのレベルを落とさせるように持っていく方法もあります。

三番目の方法は、どちらかと言えば、女性が得意な方法です。女性の涙のように、怒りを表現するサイドが「さすがに怒りすぎたかな……」と思わせることができれば、振り上げた手を下しやすくなります。怒るサイドにも、ある程度納得させられる理由があったほうが怒りを鎮めやすくなります。これに対して、男性にとって女性の涙のようなものは持ち合わせていないので、この方法は男性には難しいかもしれません。それよりも「目には目を、歯には歯を」という感覚で大喧嘩に発展する可能性があります。

謝罪は大切ですが、肝心のうつ状態の治療は不可欠です。抗うつ薬や抗不安薬などを用いた薬物治療や心理カウンセリングなどを駆使して治療にあたることが急務です。そのためにも心療内科や精神科への受診を勧めたほうがいいように思います。

・(b)の場合（パワハラではなく、被害的に捉えた結果の場合）

最近、このパターンが非常に増えているように思います。上司は批判したつもりはないのですが、言われた本人からすれば人格否定されたような感じになってしまって、精神的に苦痛を感じるパターンです。上司は常にこのパターンが起き得ることも考慮して、慎重に言葉を選んで指導しなければなりません。上司によっては、言語的なコミュニケーションを図るのがあまり得意でない人も少なくありません。とりわけ、年配の男性の中には、コミュニケーション能力が劣る、あるいはコミュニケーションが下手である人は大勢いますので、傷つきやすい現代の若い女性とは世代間の大きなギャップを感じるかもしれません。また人を上手にほめてその気にさせる方法は、「私には性格的にできない……」という寡黙なタイプの男性上司も少なくありません。言葉数が非常に少なく、唐突な言い方をするために大きな誤解を生みやすい男性上司もいるように思います。

今後は、コミュニケーション・スキルに関するトレーニングが不可欠な時代に突入したと言っても過言ではないように思います。とくに温室育ちの若者に対するコミュニケーションは人の上に立つ者、いわゆる管理職者には欠かせないスキルになるでしょう。

一度、若者に「この上司は嫌だな……」という意識を植え付けてしまうと、それを修正するのは厄介です。嘘でもいいからほめることから始めることが望まれます。そして、繰り返しになりますが、上司サイドからの一方的な会話にしないように注意しながら、話をじっくりと聞くというスキルが求められます。

第6章

新型うつ病に用いられる薬

これまでの章の中で、新型うつ病に対する抗うつ薬を中心とした薬物治療は効果が得られることが少ないことを繰り返し述べてきました。しかしながら、ケースによっては薬物治療が、昔ながらの従来のうつ病と同様に、非常に効果を示すこともあります。またその時々の精神身体症状によっては、対症療法になってしまいますが、必要不可欠な薬剤も少なからず存在します。

そこで本章では、新型うつ病に対するさまざまな薬物治療の実態に関して詳細に説明していきたいと思います。

表5に、精神科や心療内科のクリニックなどで新型うつ病の患者さんに用いる薬剤を示しました。さらに付表として、これらの大まかな分類を、作用別により詳細に分類し、薬剤の一般名及び商品名を列挙しました（156ページ参照）。

表5　新型うつ病に用いる精神科、心療内科の薬

1	抗うつ薬
2	抗不安薬
3	睡眠薬
4	抗精神病薬
5	気分安定薬
6	抗そう薬
7	抗てんかん薬
8	抗酒薬
など	

1　抗うつ薬

抗うつ薬はうつ病に対して用いる薬剤であることは周知の事実ですが、たとえば、不安障害の患者さんがうつ状態を呈したり、統合失調症や認知症の患者さんたちがうつ状態になったりしたときも、その精神状態に応じて対症療法的に用いることは少なくあ

りません。うつ病には実にさまざまな種類の薬が開発されており、その使い手である精神科医や心療内科医は、精神状態を的確に判断しながら適切な種類と量を決定しなければならないことは言うまでもないことです。

(1)　2000年を境としたドラスティックな変化

抗うつ薬は2000年頃を境として、非常にドラスティックな変化がみられました。20世紀は三環系抗うつ薬と四環系抗うつ薬がその主流でしたが、21世紀には表6に示したような、SSRI、SNRIなどを始めとしたさまざまな抗うつ薬が開発されました。幸いにも、これらの抗うつ薬の臨床的な効果は優秀であり、実際の精神医療の現場でも高い評価を獲得し、抗うつ薬の世代交代が急速に進んだのでした。しかしながら、わが国にこれらの薬剤がリアルタイムに導入されることはなく、10年前後の遅れでもって徐々に使用可能になってきたのでした。「もっと早く使いたいのに……」と悔しがったり、「どうして日本では使えないの……」といら立ちを覚えたりする人も少なくありませんでした。ただ、見方を変えれば、米国で開発され、米国で十分すぎるほどの効果判定が何年にも及んでからわが国に導入される実態を冷静に鑑みると、わが国で使う頃には十分な臨床データがそろっているというアドバンテージがあるのも事実です。どちらがいいかをここで論じるのではなく、医療者の立場からすれば、実際に効果のある抗うつ薬は積極的に使う価値は大いにあるように思います。

21世紀に新しく登場し用いられている(実際には20世紀の終わり頃から使われているものもあります)

表6　20世紀から21世紀にかけての抗うつ薬の推移

20世紀における主流の抗うつ薬 三環系抗うつ薬 四環系抗うつ薬 その他多数 21世紀における主流の抗うつ薬 SSRI（選択的セロトニン再吸収阻害薬） SNRI（選択的セロトニン・ノルアドレナリン再吸収阻害薬） NaSSA（ノルアドレナリン作動性・特異的セロトニン作動性抗うつ薬）

新しい抗うつ薬はその作用機序によって大きく三つのタイプに分けることができます。欧米、中でも米国では10年以上前からあらゆる薬剤が揃っていたのですが、わが国では厚生労働省の認可が下りていないために使用できない薬剤がたくさんありました。しかしながら、平成23年8月には最後のＳＳＲＩと位置付けられている一般名エスシタロプラム（商品名レクサプロ）もようやく使用可能になり、米国の精神医療で用いられている薬剤に近いものがわが国でも揃うようになりつつあります。

(2)　20世紀主流の抗うつ薬（三環系抗うつ薬、四環系抗うつ薬など）

１９７０年頃から２０００年頃までの約30年間は三環系抗うつ薬、四環系抗うつ薬などの抗うつ薬が主流であり、これらの抗うつ薬でも、うつ病は十分に対処することが可能でした。しかしながら、喉の渇きや便秘を始めとした副作用がみられ、うつ病の患者さんは副作用で苦しむこともありました。また、これらの薬剤の代謝速度は速く、その結果として薬剤が容易に分解され効果が速やかに落ちるために、１日毎食後３回服用しなければならない状況があり、薬剤の服用がどうしても煩雑になりがちで、服用を忘れるなど、薬剤の規則正しい服用ができないこともあるのが現状でした。今では一日一回という服用方法も十分に可能であり、職場に薬を持参する必要はなくなりつつあります。

これらの抗うつ薬の効果は、最近主流になっているSSRI、SNRI、NaSSAより劣る面も多々あるかもしれませんが、一般名アモキサピン（商品名アモキサン）、一般名ノリトリプチリン（商品名ノリトレン）、一般名クロミプラミン（商品名アナフラニール）、一般名マプロチリン（商品名ルジオミール）などは今もなお抗うつ薬として十分に機能しています。なぜなら、最近主流になっているSSRI、SNRI、NaSSAだけでうつ病の薬物治療を行えるわけではなく、どうしても古典的な抗うつ薬である一般名アモキサピン、ノリトリプチリン、クロミプラミン、マプロチリンなどが必要になることも少なくないからです。たとえば、一般名アモキサピン、ノリトリプチリンなどは、IT系企業や商社マンで過度のオーバーワークのために完全なガス欠状態になっているようなときには非常に効果的な薬剤になります。また最近主流になっているSSRI、SNRI、NaSSAのいずれも副作用が強く、これらの薬剤との相性が悪くて使用できないこともあります。また期待し得る臨床効果が十分でないときは、古典的な抗うつ薬を試すことも必要になります。

抗うつ薬ほど合う合わないの違いが明確に出る薬剤もそう多くないように思います。最近流行の抗うつ薬はまったく合わないが、古典的な薬剤で劇的に改善することも少なくありません。その正反対に昔の薬では全然効果がなかったが、最新の抗うつ薬が非常に効果的であることもしばしばです。抗うつ薬がしっくりこないと感じた人は、抗うつ薬の選択に関して、主治医や担当医に十分に相談することも大切です。

もしかすると、現在処方され服用している抗うつ薬よりもはるかに効果を示す抗うつ薬が存在するにもかかわらず、主治医や担当医が試していないがゆえに、そういう薬に出会っていないことも多くあります。抗うつ薬は「鍵と鍵穴の関係」のようなものかもしれません。

新型うつ病の患者さんの場合も同様です。昔ながらの従来のうつ病の患者さんに対する抗うつ薬治療ほどの効果を得られないかもしれませんが、可能な限り合う薬を探す必要性はあります。

[処方例]

アモキサン	25mg	2錠	朝食夕食後に1日2回服用
ルジオミール	25mg	2錠	朝食夕食後に1日2回服用
ノリトレン	25mg	3錠	毎食後に1日3回服用
アナフラニール	25mg	2錠	朝食夕食後に1日2回服用

(3) 21世紀主流の抗うつ薬（SSRI、SNRI、NaSSA）

そのひとつは、ＳＳＲＩ（選択的セロトニン再吸収阻害薬、Selective Serotonin Re-Uptake Inhibitors）であり、現在世界の至る所で使用されている抗うつ薬です。最も効果的であり、優れた抗うつ薬です。効能は、抑うつ気分や意欲低下などのいわゆるうつ症状に加え、精神的な葛藤や不安にもとても効果的であり、抗うつ作用だけでなく抗不安作用も持っています。

ＳＳＲＩの副作用としては上部消化管の身体症状がみられやすく、吐き気や嘔吐、胃部不快感などがみられます。ＳＳＲＩは一日中効いているので、日中の眠気を感じやすくなり、ぼーっとすることがあります。

ＳＳＲＩには一般名フルボキサミン（商品名ルボックス、デプロメール）、一般名パロキセチン（商品名パキシル）、一般名セルトラリン（商品名ゾロフト）、一般名エスシタロプラム（商品名レクサプロ）の4種類がわが国で使用可能です。

ＳＳＲＩと並んでＳＮＲＩ（選択的セロトニン・ノルアドレナリン再吸収阻害薬、Selective Serotonin and Noradrenaline Re-Uptake Inhibitors）があり、これはＳＳＲＩに次いでよく用いられる抗うつ薬です。ＳＮＲＩはセロトニンに加え、ノルアドレナリンの再吸収阻害に関する作用を持っているので、うつ病にみられやすい活動性の低下により効果的ですが、不安や葛藤に対する効果はそう多くは期待できないかもしれません。それゆえ、ＳＳＲＩとＳＮＲＩの適切な使い分けが望まれます。

ＳＮＲＩの副作用としては上部消化管の身体症状がみられやすく、嘔気や嘔吐、胃部不快感などはＳＳＲＩと同様にみられます。そのほか「汗をかきやすくなったり、おっしこの切れが悪くなり、なかなか排尿できない……」などの訴えがみられます。

ＳＮＲＩには一般名ミルナシプラン（商品名トレドミン）、一般名デュロキセチン（商品名サインバルタ）の2種類がわが国で使用可能です。

表7　わが国で使用可能なSSRI及びSNRI

SSRI	一般名フルボキサミン（商品名ルボックス、デプロメール）
	一般名パロキセチン（商品名パキシル）
	一般名セルトラリン（商品名ゾロフト）
	一般名エスシタロプラム（商品名レクサプロ）
SNRI	一般名ミルナシプラン（商品名トレドミン）
	一般名デュロキセチン（商品名サインバルタ）

新型うつ病では十分なエネルギーは持っているが、不安や葛藤にもとづく症状が多いので、一般的にはSNRIよりも抗不安作用を有するSSRIのほうが効果を発揮しやすいように考えられます。しかしながら、胃が弱い人はSSRIの服用が難しいこともありますので注意してください。とりわけ、一般名フルボキサミンに関しては、「どこが効いているのかわからない……」「胃が気持ち悪い……」という訴えが出てくることもありますので、そう感じた際には主治医や担当医に相談し、薬剤の変更を申し出る、あるいはセカンド・オピニオンとして別の精神科医に診てもらうこともいいかもしれません。

すでに述べましたように、抗うつ薬のほとんどは腸の蠕動《ぜんどう》運動をスローにする作用を持っているために便秘傾向になりがちです。ただし、SSRIの中でも一般名セルトラリンに関しては、抗うつ薬の中でも珍しく下痢の方向に傾くことがあります。

新型うつ病の場合、昔ながらの従来のうつ病の患者さんの場合とは異なり、SSRI、SNRI、NaSSAのいずれにおいても大量投与を必要とすることはそう多くありません。少量投与で効果的に効かすことが求められます。

［処方例］

パキシル	10mg	1錠	夕食後に1日1回服用
ゾロフト	25mg	1錠	夕食後に1日1回服用
デプロメール	25mg	2錠	朝食夕食後に1日2回服用
レクサプロ	10mg	1錠	夕食後に1日1回服用
トレドミン	25mg	2錠	朝食夕食後に1日2回服用
サインバルタ	25mg	2錠	朝食夕食後に1日2回服用

数年前にわが国でもＮａＳＳＡ（ノルアドレナリン作動性・特異的セロトニン作動性抗うつ薬、Noradrenergic and Specific Serotonergic Antidepressant）と呼ばれる新しい抗うつ薬が使用可能になりました。この抗うつ薬は、抑うつ気分や意欲低下などの一般的なうつ症状を改善させる作用はさほど強くないかもしれませんが、その代わりに、精神的な葛藤や不安を激減させることが可能であり、従来の抗不安薬やＳＳＲＩなどの抗不安作用を有する抗うつ薬で効果が得られなかったような場合でも、不安や葛藤を取り除くことができます。しかも強度の頑固な不眠、とりわけ精神的な葛藤があまりにも強すぎて眠れないようなときには、ＮａＳＳＡの催眠作用はきわめて効果を示し、爆睡できるように思います。

それゆえに、難治性の不安障害（たとえば、重度の強迫性障害や心的外傷後ストレス障害など）や見捨てられ不安の強い人格障害の患者さんに効果を発揮することがあります。しかしながら、催眠作用があまりにも強いために、服用開始から最初の数日間は効きすぎて、翌日身体を動かすことができないほどになることがありますので、安易に使用することは避け、主治医や担当医に相談して使うことが肝要です。

わが国では、一般名ミルタザピン（商品名レメロン、リフレックス）が使用可能になっています。新型うつ病の患者さんの場合、主観的な訴えは非常に大げさであっても、実際は少量の抗不安薬で対処できることもしばしばです。そういう場合は、一般名ミルタザピンはあまりにも効きすぎて翌日身体を動かすことができないくらい眠気が出てくる可能性があります。しかしながら、新型うつ病の患者さんの中にも精神的な葛藤が非常に強度の場合は、一般名ミルタザピンが効果的に作用することもあります。その見極めには、主治医や担当医と十分に相談することが必要です。

2　抗不安薬

抗不安薬にはさまざまな種類のものがあります。その一覧は付表（156ページ参照）に示しましたので、そちらを参照してください。

重要なポイントは、抗不安薬の作用時間と作用強度の二つです。この二つのポイントをいかに扱うかによって、抗不安薬を有効に使えるかどうかが決定されます。

たとえば、一般名アルプラゾラム（商品名ソラナックス、コンスタン）という抗不安薬があります。

この薬剤は即効性があり、服用して10分前後には抗不安作用が出現します。たとえば、「不安で苦しくなったらどうしよう……」「会社に行く途中で動悸やめまいが出たら……」「あの上司の声を聴くだけで気持ち悪くなる……」「大勢の前でプレゼンしないといけないけど……もし失敗したらどうしよう……」「今から大嫌いな歯医者に行かないといけない……」「飛行機に乗るのは怖いけど、今回の出張を中止したら首になってしまう……」などの不安や葛藤があるときは、この薬剤を30分前に服用すれば、不安や恐怖、緊張を抑えることができます。もし1錠でだめな場合は、さらに追加でもう1錠は使用可能です。

たとえば、一般名ロフラゼプ酸エチル（商品名メイラックス）はさまざまな抗不安薬がある中で最も作用時間が長いとされる抗不安薬です。先ほどの例のように、ある特定の場面や状況においてのみ、不安、緊張、恐怖が強い場合はそこだけを抑えればいいのですが、「いつそういう状況になるのか予測がつかない……」「一日中、不安で苦しい……」という場合は、この薬剤のように長い時間、抗不安作用を有する薬剤のほうが適していると言えます。

［処方例］　ソラナックス　0.4㎎　1錠　苦しいときのみ服用
　　　　　メイラックス　1㎎　2錠　朝食夕食後に1日2回服用

⑴　抗不安薬の二種類以上の併用に関して

両方をミックスして使うことも可能です。

たとえば、「一日中心配で不安で仕方ない……しかも今回は会社で嫌な上司と1時間以上も面談がある……どうしよう……」というときは、商品名メイラックスを定期的に一日二回朝食夕食後に服用し、さらに上司の面談1時間前にソラナックスを服用するというようなときもあるかもしれません。服用する薬剤の量は、最低量から試しながらゆっくりと漸増するというやり方が安全でいいように思います。最初から大量の薬剤を用いるのではなく少量ずつ試していきます。

［処方例］　メイラックス　1㎎　2錠　朝食夕食後に1日2回服用
　　　　　ソラナックス　0.4㎎　1錠　苦しいときのみ服用

(2) 抗うつ薬と抗不安薬の併用として

上述した抗うつ薬の中に、ＳＳＲＩのように抗不安作用を有する抗うつ薬があり、抗不安薬と併用して用いることもあります。なぜなら、抗不安薬の抗不安作用に加え、ＳＳＲＩなどの抗うつ薬の抗不安作用も併せつつ、気分の落ち込みなどのうつ症状への対処も同時に行う必要性が求められることもあるからです。これらは状況に応じて、対症療法的に使い分けることもあります。

新型うつ病の場合、軽いレベルの精神的葛藤や不安に加え、そう重くないレベルの抑うつ気分を伴うことが少なくありません。それゆえにＳＳＲＩなどの抗うつ薬と抗不安薬の併用パターンは頻繁にみられます。とりわけ新型うつ病の患者さんにもよく用いられるパターンです。

［処方例］　ゾロフト　25mg　1錠
　　　　　メイラックス　1mg　1錠　夕食後に1日1回服用
　　　　　ソラナックス　0.4mg　1錠　苦しいときのみ服用

［処方例］　パキシル　10mg　2錠
　　　　　レキソタン　2mg　2錠　朝食夕食後に1日2回服用

3　睡眠薬

睡眠薬の目的は不眠症を治すことです。不眠症には143ページの表8に示したように大きく4つのパターンに分類可能です。

(1)　不眠症の代表的な四つのパターン

ひとつは、「寝つきが悪くて……布団の中で2、3時間もごろごろしている……明け方になってようやく眠れた」という入眠困難のパターンです。不眠症の中では最も頻度の高いパターンです。多くの人は、「その日の仕事で嫌なことがあった」「今悩んでいることがあり、眠る頃になると頭の中に浮かんでくる」「悔しくて仕方ない」「とても腹立たしいことがあって……」「あの人のあの言葉は絶対に許せない」

などの理由があって寝つけなくなっています。ある人は生活リズムが夜型になって、いわゆる昼夜逆転しているかもしれません。またある人は、日中に長時間昼寝をして全然寝付けないこともあるかもしれません。いずれにしても、寝つけないのはとても苦しいことです。

第二番目のパターンは中途覚醒です。寝つきはさほど悪くないのですが、寝てから1、2時間ほどですぐに覚醒してしまいます。このパターンは先ほどのパターンに次いで多いパターンです。人間だれでも不安や葛藤を持って生きているのですが、各人の抱えることができる許容量を遥かに超えた不安や葛藤を抱えたりしていると、眠っていても不安や葛藤を象徴化した怖い夢を見たり、途中で覚醒したりすることがしばしばあるのです。たとえば、借金返済の締め切りに追われていると、その追い立てられるという恐怖をまさしく反映したような殺される夢を見たりすることがあります。

第三番目の早朝覚醒は、寝つきはよくて途中で目を覚ますこともないのですが、いつもより1、2時間早く目を覚ましてしまって、「あと1、2時間眠っていたいのになあ……」と思っても眠れずに布団の中でじっとしていたりするのです。早朝覚醒は、昔ながらの従来のうつ病患者さんに比較的よくみられる不眠症のひとつでしたが、先に述べた二つのパターンは昔ながらの従来のうつ病であっても、新型うつ病であってもみられます。

最後のパターンは熟睡感の欠如ですが、「眠った気がしない……」「昨晩は全然眠っていない……」などという訴えがみられます。確かに不安や葛藤が大きすぎると、これらの存在が大きすぎて熟睡できないこともあるかのように思います。内科や外科に入院中の高齢者から「昨晩全然眠れなかった……」と訴えがあり、睡眠薬を処方することがありますが、看護記録をみるといびきをかいて寝ていたなどという話はたくさんあります。つまり、熟睡感はあくまでも個人の主観であり、客観的なものではないのです。しかしながら、その主観が正しく、本当に熟睡できていないことも少なくありません。十分に話を聞いて判断するしか方法がありません。睡眠薬を必要としないのなら、多少の熟睡感の欠如でもしばらく経過観察でもいいこともあるように思います。

(2)　不眠症から過眠症へのシフト

以上が不眠症の代表的な四つのパターンです。昔ながらの従来のうつ病では、不眠症を伴うことが非常に多かったのですが、最近流行の新型うつ病では、これまでに何度も言及したかと思いますが、不眠ではなく過眠を呈することが増えています。

昔ながらの従来のうつ病では、いろいろなことを心配したり、過度に悩んだりすることで不眠症を呈することが一般的でした。これに対して、過眠症では「辛いことを忘れたい……」「眠っているときが一番幸せ」と訴えることが、新型うつ病の患者さんに多く、彼ら彼女らは無意識レベルで現実から逃避することがあります。見方を変えれば、うつ状態の重症度がそう高くないがゆえに現実逃避という心理機制を働かせる程度で対処できるのかもしれません。つまり、過眠症という現実逃避の手段では到底対応しきれないほどの精神的辛さを抱えることは、新型うつ病の患者さんより昔ながら

表8　不眠症のパターン

入眠困難
中途覚醒
早朝覚醒
熟眠感の欠如

の従来のうつ病の患者さんに多いように思います。

過眠症をナルコレプシーと間違えないように？

ナルコレプシーと呼ばれる「居眠り病」があります。

ナルコレプシーでは、ただ単に過眠症だけが症状としてみられるのではなく、突然に眠くなって眠り込んでしまいます（睡眠発作）。そして、眠くなる時に、「誰かが部屋の中に入ってくる……」と感じたり、「誰かが自分の身体を触っている」などと訴えたりなど、視覚性、聴覚性、触覚性のさまざまな形での幻覚を経験することがあります（入眠幻覚）。

統合失調症のように「悪口が聞こえてくる」などの幻聴や被害妄想を呈するのではありませんので、同じ幻覚であっても質的にまったく異なるものです。腰が抜けるような感じで身体から崩れ落ちるような眠気に襲われることもあります（脱力発作）。また、いわゆる「金縛り」のように意識は鮮明であるが、身体を動かせないことも起きます（睡眠麻痺）。

以上のように、ナルコレプシーには特徴的な四つの臨床症状として睡眠発作、入眠幻覚、脱力発作、睡眠麻痺などがみられますので、新型うつ病の患者さんにみられる過眠症とは明確に区別がつくかと思います。

リタリン

今から5年以上前にリタリンという薬があり、この薬がうつ状態に使われていました。リタリンを使うとすぐに元気が出てきて活動性が高まり何でもできるのではないかという気持ちになることさえあります。しかしながら、数時間で効果が切れてしまうので、1日に何回も使う患者さんがいました。本来はナルコレプシーの患者さんやADHD（注意欠陥多動性障害）の子どもたちに使う薬ですが、うつ状態の人たちが元気さを取り戻すためにリタリンを使うことがありました。しかしながら、効果がすぐに切れてしまうので、薬剤に対する依存性があまりにも強く、リタリン欲しさに都心のクリニックを彷徨う人たちが増えてきて、一時期大きな社会問題にまで発展しました。

幸いなことに、厚生労働省の指導の下、うつ病やうつ状態の患者さんにリタリンを使うことは禁止され、本来リタリンを使うべき病気のナルコレプシーやＡＤＨＤに限定され、正しく使われるようになっています。

不眠症を治す場合、睡眠薬が最も用いられることが多いように思います。さきに述べた不眠症の中でも入眠困難を呈する患者さんには、睡眠導入剤を投与します。睡眠導入剤には、別表に示したようにかなりの多くの種類がありますが、最も人気が高いものは、一般名ゾルピデム（商品名マイスリー）です。

この薬剤の作用は極めてマイルドで4時間前後しか効果はありませんが、目覚めがすっきりで翌朝にふらつきなどの副作用がほとんど出ないので使いやすいという特徴があります。他の睡眠薬に比べ、依存性が弱いという特徴も併せ持っているために患者さんも医療者サイドのいずれも使いやすい睡眠薬です。

マイスリーは超短時間型と呼ばれる睡眠薬であり、作用時間は4時間前後ですが、類似の睡眠薬としては、一般名トリアゾラム（商品名ハルシオン）、一般名ゾピクロン（商品名アモバン）、一般名ブロチゾラム（商品名レンドルミン）などがあります。

もう少し長く効く睡眠薬は、中途覚醒や早朝覚醒を呈する患者さんには効果的です。具体的に言えば、5～7時間ほど効果を示します。一般名ニメタゼパム（商品名エリミン）、一般名クアゼパム（商品名ドラール）、一般名フルニトラゼパム（商品名サイレース、ロヒプノール）などがあります。

そのほかにも睡眠薬はさまざまなものが開発されています。

［処方例］

ハルシオン	0.25㎎	1錠	就寝前に1日1回服用
マイスリー	10㎎	1錠	就寝前に1日1回服用
ロヒプノール	2㎎	1錠	就寝前に1日1回服用

(3)　薬局の店頭で購入できる睡眠改善薬

薬局の店頭で医師の処方せんなしで購入できるOTCと呼ばれる薬剤の中に、睡眠改善剤（たとえば、商品名ドリエル）があります。睡眠改善剤は、前述した睡眠薬のように劇的な改善作用はないかもしれませんが、服用した安心感だけでも効果を示すことが少なくありません。最近では、テレビのコマーシャルなどで宣伝される機会も増えているようです。そのCMをみて薬局の店頭で購入される人もいるかもしれません。医師の処方せんなしで購入される薬剤は、一般的にすでにその効能が十分すぎるほど確認されている薬剤であり、しかも主作用および副作用のいずれもがきわめて弱いという特徴を持っています。それゆえ、睡眠薬としての本来の効果は、疑問符がつくのではないかと思われますが……。

(4)　過眠症に対する薬剤

新型うつ病の患者さんの中には不眠ではなく過眠を呈することがあることは何度も述べてきましたが、覚醒レベルの上昇を引き起こす薬剤を、医療の現場において新型うつ病の患者さんに対して覚醒作用を有する薬剤を投与することはありません。

4　抗精神病薬

抗精神病薬は、20世紀に主流であった定型の抗精神病薬と21世紀になって主流になった非定型の抗精神病薬に大別可能です。現代の精神医療の現場では95％以上の確率でもって非定型の抗精神病薬が使われています。それこそ昔ながらの単科の精神病院では、今もなお定型の抗精神病薬が使われていることもあるかもしれませんが、心療内科や精神科のクリニックや総合病院では非定型の抗精神病薬がほとんどです。

その理由は、前者の定型の抗精神病薬では錐体外路系の副作用が顕著でしたが、非定型の抗精神病薬ではその副作用が激減し、しかも一日の服薬回数は1回（多くても2回）で済みます。さらに臨床効果も十分であり、あらゆる面で非定型の抗精神病薬のほうが定型の抗精神病薬を上回っていると考えられています。

一般に抗精神病薬は、幻覚や妄想を主症状とする統合失調症に用いられることが多い薬剤です。しかしながら、躁うつ病で激しいそう状態を呈し、早急に鎮静をかけないといけないとき、人格障害の患者さんが自殺未遂などのさまざまな衝動行為を示しており、それらの行動を抑制しなければならないときにも、非定型の抗精神病薬は頻繁に用いられます。

新型うつ病に対して抗精神病薬が用いられることはそう多くありません。ただし、新型うつ病でも人格障害との鑑別を要するような衝動行為の激しいケースでは、非定型の抗精神病薬は必要になることもあります。

［処方例］　リスパダール　1㎎　1錠　興奮時1回服用（1日3回まで）

ジプレキサ　2.5mg　１錠　興奮時１日１回服用（１日３回まで）
セロクエル　100mg　１錠　興奮時１日１回服用（１日３回まで）

5　気分安定薬

気分安定薬は気分の揺れ幅を小さくする薬剤の総称であり、躁病相とうつ病相のいずれも持つ躁うつ病（DSM-IV-Rでは双極性障害）の患者さん、気分の変調が顕著な気分変調症（DSM-IV-Rによる）の患者さんに用いることがあります。昔ながらの従来のうつ病においても、気分の変調があまりにも激しい場合や、新型うつ病の臨床的な特徴である気分のアップダウンの強い場合にも用います。

代表的な薬剤としては、一般名カルバマゼピン（商品名テグレトール）、一般名バルプロ酸ナトリウム（商品名デパケンR）、一般名ラモトリギン（商品名ラミクタール）があります。今後も何度も出てくる薬剤であり、新型うつ病にはしばしば用いられます。個々の薬剤の副作用に関しては、主治医に詳細に質問してください。

［処方例］　テグレトール　200mg　２錠　朝食及び夕食後１日２回服用
　　　　　　デパケンR　200mg　３錠　夕食後に１日１回服用

6 抗躁薬

(1) 一般的な抗躁薬

抗躁薬は、躁病相とうつ病相のいずれも持つ躁うつ病の患者さんが気分の高揚、誇大妄想などの躁状態を呈した際に用いる薬剤です。抗躁薬として分類する必要性は必ずしもあるわけではありませんが、一般名炭酸リチウム（商品名リーマス）が抗躁薬になります。気分安定薬の中でも述べました一般名バルプロ酸ナトリウム（商品名デパケンR）、一般名ラモトリギン（商品名ラミクタール）のいずれも抗躁薬として用いることができます。

［処方例］　デパケンR　200mg　2錠　就寝前に1日1回服用
　　　　　ラミクタール　25mg　1錠　朝食後に1日1回服用

ただし、20世紀においては炭酸リチウムは頻繁に用いられることがありましたが、血液中の濃度の測定を行い、炭酸リチウムが十分に機能しているかどうか、中毒レベルに達していないか？　などの血液濃度管理を行う必要性のある薬剤であり、どうしても手間がかかり、リスクを背負いながら用いないといけません。そういうこともあり、一般名バルプロ酸ナトリウム、一般名ラモトリギンのほうが好んで用いることが増えています。なぜなら、安全で簡便に用いることが望まれるのは当然のことだからです。

新型うつ病では、躁うつ病の躁状態にみられるような、激しくて強烈な躁に関する症状こそ呈しませんが、気分のアップダウンは激しく、しかも周囲の人たちに対する攻撃性が強くみられることもあり、状況に応じて対症療法的に抗そう薬を用いることがないとは言えません。

(2)　抗精神病薬として

抗精神病薬のほとんどは鎮静作用を有しています。抗精神病薬の中には非常に強力な鎮静作用を有する薬剤も数多くありますが、その強力な鎮静作用を使って、抗躁薬として機能させることが可能です。即効性だけを考えれば、抗躁薬とは比較にならないほどの鎮静作用を持っているためにとても効果的なことが多々あります。

抗躁薬は何も躁うつ病の躁状態に対してのみ用いるのではなく、統合失調症の精神運動性興奮や統合失調症感情障害（DSM-IV-Rによる）、人格障害の激しい興奮などにも用いることは少なくありません。わかりやすく言えば、あまりにも強い興奮や衝動行為が激しくみられ、早急に鎮静をかけるときに抗精神病薬を用います。

［処方例］　デパケンR　200mg　1錠　就寝前に1日1回服用
　　　　　ラミクタール　25mg　1錠　朝食後に1日1回服用

新型うつ病では、激しい気分のアップダウンがあるために抗そう薬を使うことも確かにあるかもしれませんが、抗精神病薬を用いて強力に鎮静をかける機会はそう多くありません。しかしながら、リストカットや自殺念慮がとても強くて、早急に鎮静をかける必要性に迫られることもありますので、新型うつ病の患者さんにも対症療法的に抗精神病薬を投与することはあります。

［処方例］

リスパダール　1mg　1錠　興奮時1回服用（1日3回まで）
ジプレキサ　2.5mg　1錠　興奮時1日1回服用（1日3回まで）
セロクエル　100mg　1錠　興奮時1日1回服用（1日3回まで）

7　抗てんかん薬

抗てんかん薬にはさまざまなものがありますが、あるものは気分安定薬として、あるものは抗不安薬として十分に機能することもあり、使い方によっては威力を発揮することがあります。

(1)　気分安定薬として

新型うつ病とてんかんの直接的な因果関係はありませんが、てんかん患者さんに用いる抗てんかん薬の中に、気分安定薬の中で取り上げた一般名バルプロ酸ナトリウム（商品名デパケンR）、一般名ラモトリギン（商品名ラミクタール）が含まれています。いずれの薬剤も分類は確かに抗てんかん薬ですが、実際の臨床現場では、てんかん患者さんのてんかん発作を抑制するために用いることもあれば、気分安定剤として気分のアップダウンの揺れ幅を小さく抑えるためにも用いることも少なくありません。それゆえ、これらの薬剤は、てんかん患者さんに加え、躁病相とうつ病相のいずれも持ついわゆる躁うつ病、そして気分のアップダウンの精神症状を呈しやすい新型うつ病患者さんにも用いることがあります。

［処方例］　デパケンR　200mg　１錠　就寝前に１日１回服用
　　　　　ラミクタール　25mg　１錠　朝食後に１日１回服用

⑵　抗不安薬として

抗てんかん薬の中に一般名ランドセン（商品名リボトリール）と呼ばれる不安、緊張や恐怖を軽減する作用を有する薬剤があります。これは抗不安薬と同様の抗不安作用を持っています。ランドセンに関して言えば、不安や緊張から生じる手足や体幹のふるえに効果を発揮するので、過度の緊張で声がふるえる、手足がふるえるといった類の症状をもつ場合、かなりの効果を示します。いわゆる社会不安障害の患者さんに効果的です。そして、不安障害全般にも効果を示します。また、むずむず脚症候群（レストレス症候群）にも威力を発揮するなど、「じっとしていられない……」などの焦燥感やアカシジア（静坐不能症）に効果的です。

それゆえ、新型うつ病の患者さんの中に、「上司の声を聴くだけで気分が悪くなり、身体がふるえてくる……」などの訴えを有する人もおり、ランドセンは効果を発揮する可能性があります。また元来、不安、緊張や恐怖は強い傾向があるので、ケースにもよりますが、ランドセンを試す価値はあるように思われます。

8 抗酒薬

アルコールに依存してしまって、「お酒をやめたいが、やめることができない」という患者さんに処方する薬です。アルコールは体内に入ると血液を介して全身に運ばれ、肝臓でアセトアルデヒド、酢酸などに分解され、最後は水として解毒されるしくみになっています。ところが、抗酒薬を服用すると、肝臓でアセトアルデヒドが酢酸に分解されるのを阻害するために、アセトアルデヒドが体内に蓄積し、その結果、動悸、発汗、頭痛などの症状が出てきてとても苦しくなります。わかりやすく言えば、抗酒薬を服用したうえにアルコールを大量に摂取すると、それらの症状が激しく出てくるために「苦しくて。とてもお酒を飲むことなんてできない……お酒なんか飲みたくない……」という気持ちになってしまうのです。

しかしながら、本人がアルコールを飲む前に抗酒薬を服用しない場合は、抗酒薬の作用は出てきませんから、これまでと同様に大量のアルコールを飲むことができます。それゆえ、本人や家族がアルコールを飲む頃には抗酒薬を服用していないと何ら意味がなくなってしまいます。

新型うつ病の患者さんの中にも、気分のアップダウンがとても激しく、しかも精神的な葛藤や不安が非常に強くて、アルコールを飲むことでそれらの葛藤などを解消しようとする人がときにいます。周知のように、アルコールは気分をやわらげ、リラクゼーションに効果的に作用することがあります。アルコールは抗不安薬に近い作用を発揮することがあるのです。

抗酒薬を使わないといけないほどのアルコール依存症の人は、新型うつ病の患者さんの中にはそう多くないと思いますが、ケースによっては抗酒薬を使わざるを得ないこともあります。

種類としては、一般名シアナミド（商品名シアナマイド）と一般名ジスルフィラム（商品名ノックビン）の二種類があります。

［処方例］　シアナマイド　0.2g　夕食後に1日1回服用
　　　　　ノックビン　　0.2g　夕食後に1日1回服用

以上が、新型うつ病と診断された患者さんに対して、心療内科や精神科などのクリニックにおいて処方される可能性がある薬剤の説明です。

＊新型うつ病に用いられる薬＊

1　抗うつ薬

・三環系抗うつ薬

一般名：アモキサピン（商品名：アモキサン）　一般名：ノリトリプチリン（商品名：ノリトレン）

一般名：クロミプラミン（商品名：アナフラニール）

・四環系抗うつ薬

一般名：マプロチリン（商品名：ルジオミール）

・ＳＳＲＩ（選択的セロトニン再吸収阻害薬）

一般名：フルボキサミン（商品名：ルボックス、デプロメール）

一般名：パロキセチン（商品名：パキシル）　一般名：セルトラリン（商品名：ゾロフト）

一般名：エスシタロプラム（商品名：レクサプロ）

・ＳＮＲＩ（選択的セロトニン・ノルアドレナリン再吸収阻害薬）

一般名：ミルナシプラン（商品名：トレドミン）

一般名：デュロキセチン（商品名：サインバルタ）

・NaSSA（ノルアドレナリン作動性・特異的セロトニン作動性抗うつ薬）
一般名：ミルタザピン（商品名：レメロン、リフレックス）

2　抗不安薬

一般名：アルプラゾラム（商品名：ソラナックス、コンスタン）
一般名：ロフラゼプ酸エチル（商品名：メイラックス）　一般名：ブロマゼパム（商品名：レキソタン）

3　睡眠薬

一般名：ゾルピデム（商品名：マイスリー）　一般名：トリアゾラム（商品名：ハルシオン）
一般名：ゾピクロン（商品名：アモバン）　一般名：ブロチゾラム（商品名：レンドルミン）
一般名：ニメタゼパム（商品名：エリミン）　一般名：クアゼパム（商品名：ドラール）
一般名：フルニトラゼパム（商品名：サイレース、ロヒプノール）　（一般用医薬品）ドリエル

4　抗精神病薬

一般名：リスペリドン（商品名：リスパダール）　一般名：オランザピン（商品名：ジプレキサ）
一般名：クエチアピン　フマル酸塩（商品名：セロクエル）

5　気分安定薬

一般名：カルバマゼピン（商品名：テグレトール）

一般名：バルプロ酸ナトリウム（商品名：デパケン）

一般名：ラモトリギン（商品名：ラミクタール）

6　抗躁薬

一般名：炭酸リチウム（商品名：リーマス）　一般名：バルプロ酸ナトリウム（商品名：デパケン）

一般名：ラモトリギン（商品名：ラミクタール）　一般名：リスペリドン（商品名：リスパダール）

一般名：オランザピン（商品名：ジプレキサ）　一般名：クエチアピン　フマル酸塩（商品名：セロクエル）

7　抗てんかん薬

一般名：バルプロ酸ナトリウム（商品名：デパケンR）　一般名：ラモトリギン（商品名：ラミクタール）

一般名：ランドセン（商品名：リボトリール）

8　抗酒薬

一般名：シアナミド（商品名：シアナマイド）

一般名：ジスルフィラム（商品名：ノックビン）

＜参考文献＞（アイウエオ順）

大熊輝雄著『現代臨床精神医学（改訂11版）』金原出版、２００８年
帯津良一・福西勇夫監修『自分で防ぐ・治すうつ病―最新治療と自然治癒力で心がスッキリ晴れる！』法研、２００７年
貝谷久宣監修『非定型うつ病のことがよくわかる本』講談社、２００８年
傳田健三著『若者の「うつ」―「新型うつ病」とは何か』ちくまプリマー新書、２００９年
福西朱美・福西勇夫「わが国に多い隠れナルシスト―非定型うつ病の精神病理との関連性より―」『現代のエスプリ　５２２　自己愛の時代』（山崎久美子、妙木浩之編）ぎょうせい、２０１１年、41-50ｐ
『現代のエスプリ　３９７　現代社会のうつ病』（福西勇夫、天保英明編）至文堂、２０００年
福西勇夫著『心の病の早期発見法』河出書房新社、２００１年
福西勇夫編著『社会不安障害・パニック障害がわかる本　不安障害の理解と対処』法研、２００７年
福西勇夫監修『不安障害がよくわかる本』主婦と生活社、２００８年
福西勇夫編著『非定型うつ病がわかる本』法研、２０１０年
保坂　隆編著『プチストレスをきれいになくす―イライラ、クヨクヨはこうして吹き飛ばせ』日本文芸社、２００５年
仙波純一訳『ストール精神科治療薬処方ガイド』（第2版）、メディカル・サイエンス・インターナショナル、２０１１年

＜監修者紹介＞

福西勇夫■ふくにしいさお

医療法人社団真貴志会理事長、南青山アンティーク通りクリニック院長に従事しながら、2000年より10年以上ハーバード大マサチューセッツ総合病院客員教授及び南イリノイ大客員教授も務めている。心身医学に関する二大国際学会であるAcademy Psychosomatic Medicine（APM）及びInternational College of Psychosomatic Medicine（ICPM）のいずれもの評議員を務める。国際論文は200編以上、国内論文も併せると約1000編の論文あり、国際論文のなかには国際誌Scienceに掲載された論文や、同学会APMのDorfman Journal Paper Award受賞国際論文も含まれる。徳島大学医学部卒、医学博士。

＜著者紹介＞

福西朱美■ふくにしあけみ

医療法人社団真貴志会理事。現在、同医療法人・南青山アンティーク通りクリニック・南青山カウンセリングセンターのセンター長として心理カウンセリング業務に従事している傍ら、東京都立小児総合医療センターにて東京都職員として臨床研究を実施したり、港区心理相談員として、小児のメンタルヘルスに貢献している。その一方で、ハーバード大マサチューセッツ総合病院精神科及び思春期精神科のいずれにも短期留学を繰り返しながら共同研究を実施している。国際医療福祉大学大学院卒。同大学院教授で精神科医の和田秀樹先生を師事している。共著として、『非定型うつ病がわかる本』（法研2010年）などがある。

21世紀の新型うつ病
「非定型」うつ病との向き合い方

2012年３月１日　初版発行
2012年３月20日　再版発行

監 修 者　福西勇夫
著　　者　福西朱美
発 行 所　株式会社　ぎょうせい
本社　東京都中央区銀座7-4-12（〒104-0061）
本部　東京都江東区新木場1-18-11（〒136-8575）
電話番号／編集　03-6892-6533
営業　03-6892-6666
フリーコール／0120-953-431
URL：http://gyosei.jp

＜検印省略＞

印刷　ぎょうせいデジタル株式会社

ISBN978-4-324-09424-2（5107817-00-000）〔略号：新型うつ病〕